赵勇医生"健康在线(腺)"大讲堂系列

前列腺疾病诊疗精要

赵 勇 编著

山东大学出版社

图书在版编目(CIP)数据

前列腺疾病诊疗精要/赵勇编著. —济南:山东
大学出版社,2019.7
(赵勇医生"健康在线(腺)"大讲堂系列)
ISBN 978-7-5607-6395-8

Ⅰ. ①前… Ⅱ. ①赵… Ⅲ. ①前列腺疾病－诊疗
Ⅳ. ①R697

中国版本图书馆 CIP 数据核字(2019)第 158265 号

责任编辑:毕文霞
封面设计:孙　婷
美术编辑:牛　钧

出版发行:山东大学出版社
　　　　社　　址　山东省济南市山大南路 20 号
　　　　邮　　编　250100
　　　　电　　话　市场部(0531)88363008
经　　销:新华书店
印　　刷:济南华林彩印有限公司
规　　格:720 毫米×1000 毫米　1/16
　　　　　5.5 印张　74 千字
版　　次:2019 年 7 月第 1 版
印　　次:2019 年 7 月第 1 次印刷
定　　价:25.00 元

序 一

　　前列腺看似是男性体内毫不起眼的一个小器官,但在我国浩如烟海的中医典籍中对前列腺疾病的论述数不胜数。前列腺增生引起的排尿困难在中医中被称为"癃闭"。癃闭之名,首见于《黄帝内经》,曰"膀胱不利为癃,不约为遗溺",又曰"其病癃闭,邪伤肾也",都是对病因及病机的论述。唐代孙思邈在《备急千金要方》中记载:"凡尿不在胞中,为胞屈僻,津液不通,以葱叶除尖头,内阴茎孔中,深三寸,微用口吹之,胞胀,津液大通,便愈。"这是中医文献中记载将葱叶去除尖头后插入尿道进行导尿最早、最详细的描述。元代中医导尿术进一步发展,罗天益在《卫生宝鉴》中用翎管代替葱管,用猪膀胱吹气代替人口直接吹气进行导尿,方法更为先进,成功率也大为提高。这些翔实的记载说明前列腺增生对人们生活的影响由来已久。此外,我国前列腺癌的发病率近10年来呈明显上升趋势,对中老年男性健康的威胁越来越大。随着我国经济转型和社会快速发展,人们的工作生活压力日益增大,加之老龄化社会的到来,男性前列腺疾病的发生率也在与日俱增。据不完全统计,现代社会中40%~60%的男性遭受过前列腺疾病的困扰。

　　面对当下社会对健康的强烈需求,需要有丰富临床经验的医学专家对前列腺疾病的病因、症状、治疗以及预防进行传道授业解惑,普及前列腺的相关知识,同时也解答患者心中的疑惑,抹平患者心中的恐惧,指导广大患者朋友就诊就治。因此,赵勇主任撰写了此书,确为正当其时。

　　作为我的博士研究生,赵勇主任不但精于临床,善于管理,而且很早就注重进行医学科普宣教,曾多次参加中央电视台、山东电视台等主流媒体的相关医学科普讲座,2018年又作为发起人和主讲人创办了"健康在线(腺)"大讲堂,其科普讲座主要内容"前列腺那些事儿"着重就前列腺相关疾病进行科普宣讲,反响颇好。现在,赵勇主任又将其主要内容编著成书,以便让更多的读者和患者朋友进一步了解相关知识并从中获益。

　　本书有三大特点:一是科学性。赵勇主任作为山东省立医院的泌尿外科专家,有丰富的诊治前列腺疾病的临床经验,既有经验之谈,又有循证之据,具有严谨性和科学性。二是通俗性。本书内容丰富,文字深入浅出,语言通俗易懂,并在恰当处佐以点题诗作,让人在收获知识的同时,也能体会到作者的敬业精神和报国情怀。三是实用性。本书提出的前列腺疾病相关问题的解决方法、处理技巧以及疾病的康复和预防知识,都具有现实可操作性,并给予了具体的指导。

　　希望通过本书,能让更多的读者和患者朋友走出前列腺疾病的困扰,还患者以健康,还家庭以快乐。

　　是为序。

吕家驹

2019 年 2 月 25 日于济南

序 二

　　"健康在线(腺)"大讲堂是由赵勇博士发起并主持的一项宣讲医学专业及科普知识的公益巡讲活动,目前已经在多个省市及地区成功举办,反响热烈。当前,作为"健康在线(腺)"大讲堂系列的首发出版作品——《前列腺疾病诊疗精要》出版在即,我很欣喜地看到一本专门介绍前列腺相关知识的科普著作即将诞生。

　　"前列腺"这一名词最初源于西医,在希腊语中的字面意思是"保护者""卫士",又被称为"摄护腺"。在泌尿功能方面,前列腺居于"一夫当关,万夫莫开"的枢纽位置,一旦发病,与患者的排尿情况息息相关;在生殖功能方面,前列腺液是前列腺的分泌物,又是精液的重要组成成分。所以,前列腺虽然体积较小,位置隐蔽,其作用和地位却不可小觑,值得医学同仁下大工夫去研究。

　　在高强度、快节奏的现代生活中,男性发生各种前列腺疾病的概率越来越高。年轻患者多发前列腺炎,年老患者多发前列腺增生症,并且前列腺癌的发病率和检出率也日渐升高,这些疾病带来的痛苦和困扰,对男性各方面生活影响很大。此情之下,向大众普及前列腺方面的知识,更好地服务于大众,也是当今社会的迫切需求。

　　赵勇博士致力于研究前列腺疾病多年,曾赋诗言志,怀揣"信手横过大洋去,拾来先进卫中华"的宏伟目标赴美留学,并且一直以来就有写一本通俗易懂、雅俗共赏的前列腺科普读物的想法。本书就是这样一本科普著作,将前列腺原本晦涩难懂的知识以简易的方式告诉大家。这本书集结了赵勇博士多年的临床经验及研究所得,兼具科学性、通俗性、普及性。对泌尿科医生而言,它将前列腺疾病相关知识细致梳理,得以获益;对前列腺疾病患者而言,它将前列腺疾病的诊治方法娓娓道来,得以解惑;其间尚有多篇赵勇博士的得意诗作,在学习知识之余,也可细细品读,得以回味。

　　前列腺病折磨男性,令人望之生畏,堪称顽疾。赵勇博士多年钻研,今将付梓,令人可喜。今向赵勇博士表示祝贺的同时,也希望他能继续前列腺方面的研究,矢志不渝,再创佳绩。

　　是为序。

2019 年 3 月 1 日于济南

前　言

——"健康在线(腺)"大讲堂简介

　　"健康在线(腺)"公益活动是由笔者发起的一项主要针对前列腺疾病的诊疗而进行的专业及科普讲座以及与其相关的学术活动。因笔者多年来主要致力于前列腺疾病的诊断、治疗、预防以及研究工作,所以将推出的公益活动命名为"健康在线(腺)",寓意为健康在线和健康在腺,即本活动的目标和宗旨是使广大朋友们的健康问题,特别是前列腺的健康问题时时在线,时时受到关注,一语双关。其中,"健康在线(腺)"大讲堂主要就前列腺相关内容进行巡讲,又分为专业及科普两个层面。科普层面的大讲堂面向社区、医院、学校、机关以及企事业单位,着重介绍前列腺、膀胱等相关疾病的诊断、治疗、预防及健康宣传。大讲堂采用网络、电视及现场讲座等多种方式,送医上门,开放管理,流动设置,立体发展,更有宣讲之后的答疑及义诊,与各界朋友心连心、面对面,切实践行党的群众路线及社会主义核心价值观,以实际行动为人民服务,为患者服务。

　　前列腺疾病是中老年男性常见疾患,严重影响了患者的健康状况和生活质量,前列腺炎、前列腺增生及前列腺癌是与前列腺相关的三大常见疾病。"早发现、早诊断、早治疗"是疾病诊疗的基本原则。疾病早期,治疗效果往往较好;反之,疾病晚期,治疗效果往往不佳。然而,目前我国关于前列腺疾病相关知识的普及尚不乐观。笔者在长期的临床工作中接诊无数,对两类病例留下的印象最深,导致的心情也最为沉重:一类是前列腺增生引起排尿困难,因治疗不及时,造成残余尿增多、慢性尿潴留、双肾输尿管积水,最终导致慢性肾功能不全(尿毒症),严重威胁患者的健康和生命;第二类是因骨痛就诊,经检查发现是晚期前列腺癌并多发骨转移,错过了根治手术机会。这两类情况的共同之处就是因就诊不及时而导致无法及时治疗,耽误了最佳治疗时机,从而引起严重后果。据报道,我国前列腺癌患者就诊时将近30%为中晚期,另有30%为晚期,总体治疗结果不佳,5年生存率为30%~40%,意味着诊断为前列腺癌的患者半数以上5年内死亡,提示我国多数前列腺癌患者直到中晚期或已有广泛转移时才进行就诊治疗,失去了最佳治疗机会。倘若及时就诊,及时治疗,则疗效甚为满意。因此,普及前列腺相关知识,提高人们对前列腺疾病的认识,力争"早发现、早诊断、早治疗",对提高广大中老年男性朋友的生活质量和健康水平至关重要。这也是笔者创办"健康在线(腺)"大讲堂公益讲座,介绍"前列腺那些事儿"的初衷。

　　"健康在线(腺)"大讲堂自开讲以来已经在多个省市及地区成功举办,反响颇好。此次将大讲堂主要内容之一——科普讲座"前列腺那些事儿"编著成书,旨在让更多的人了解前列腺疾病相关知识,做到早发现、早诊断、早治疗,并且在日常生活中能够自觉运用前列腺的健康知识。根据编辑的建议,书名现定为《前列腺疾病诊疗精要》,但其内容还是"前列腺那些事儿"。因时间及笔者水平关系,加之当今医学发展日新月异,以及科普语言和专业术语之间难以完全吻合,书中个别内容的描述可能存在欠妥之处,还望广大读者朋友理解和海涵。为了方便使用,本书特意备注了有关专用名词的英文名称及缩写,以便读者朋友查阅相关文献及专业报告,特此说明。

2019年2月11日于济南

作者简介

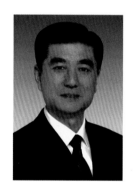

赵勇，中共党员，医学博士，山东省立医院泌尿外科五病区（东院泌尿微创三科）主任，主任医师，山东大学医学院副教授、硕士研究生导师，山东省激光医学会泌尿外科学专业委员会主任委员，山东省医师协会男科学医师分会委员、前列腺外科委员会副主任委员，山东中西医结合学会男科委员会委员，《泌尿外科杂志》（电子版）编委，《现代泌尿外科杂志》编委，《中华实验外科杂志》通讯编委，美国范德堡大学（Vanderbilt University）高级访问学者，山东省立医院集团首届"十佳青年医师"。

作为山东省立医院按传统方式培养的临床型外科医师，具有扎实的外科基础，掌握最先进的微创技术，能够灵活、熟练地选择运用微创或开放手术进行治疗，在腹腔镜、电切、绿激光手术方面具有丰富的经验，尤其擅长前列腺、膀胱等疾病的诊断、治疗、预防和学术及科普讲座，为我省最早主要从事前列腺疾病治疗和研究的专家，多次应邀赴北京、上海、重庆等地"三甲"医院进行手术演示，多次应邀参加国内外学术会议并做报告，两次应邀作为主讲嘉宾参加中央电视台《健康之路》栏目现场直播。在各级核心医学刊物上发表论文 50 余篇，其中第一作者 SCI 收入 4 篇；承担省部级课题 3 项，获省科技进步三等奖 2 项、省医学科技奖 1 项、省药学会科学技术奖 1 项，国家实用新型专利 1 项。2008 年 10 月入选首批山东省高层次卫生科技人才境外培训项目,赴美国范德堡大学医学中心深造,师从国际著名泌尿外科专家、美国"十佳"外科医生约瑟夫·史密斯(Joseph A. Smith)教授,主攻前列腺癌的综合治疗。2011年5月,入选北京大学第23期"将才工程",赴美国加州大学旧金山分校(UCSF)等地进行专业培训。2016年9月至2017年9月,受省委组织部委派赴菏泽市立医院担任挂职副院长1年。其间在菏泽市立医院创办"百科讲坛",深受好评,其事迹被中国网、大众网、新浪网、搜狐网、山东卫生计生科教宣传、《健康报》《齐鲁晚报》等媒体报道。2012年,获山东省卫生厅颁发的"厅直机关模范党支部书记"荣誉称号;2013年,获山东省立医院集团授予的山东省立医院集团"十佳青年医师"荣誉称号,同年获山东省卫生厅颁发的"厅直属机关优秀共产党员"荣誉称号。2018年,作为发起人创办"健康在线(腺)"公益活动,主要就前列腺疾病的诊疗进行专业及科普讲座以及相关学术活动,深受好评。

目　录

导语索引

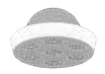

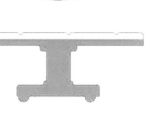

开 篇 诗
——题"健康在线(腺)"

健康中国健康行，
康健讲堂康建中。
在讲在做在努力，
线上有情腺上情！

这首藏头诗是本书的开篇诗、点题诗，也是笔者的自勉诗。诗的大意如下：

健康中国健康行——当前，习总书记领导我们实施"健康中国"发展战略。在此大好形势下，由笔者发起并担任主讲的"健康在线(腺)"大型医学知识系列巡讲活动也积极开展和行动起来。

康健讲堂康建中——大讲堂开放管理，立体发展，一直处于不断建设和完善的过程中。

在讲在做在努力——为了办好大讲堂，取得满意的整体效果，笔者团队从组织、设计，到演讲、答疑，以及后期的推广、对接，每个环节都争取做实、做细，一直在实践，一直在努力。

线上有情腺上情——笔者团队对事业、对患者的全部责任和感情，集中体现在"健康在线(腺)"这一大型医学公益立体活动上，体现在做好"前列腺那些事儿"上。如果您能够与笔者团队进行有效的沟通和对接，您前列腺的健康问题就会时时在线，时时受到关注，笔者团队会通过不懈努力，以一流的责任和技术为您前列腺的健康保驾护航！

前列腺之歌

前列腺虽小，它是您的宝。
别看体积小，位置很重要。
别说它很小，功能可不少。
个头虽然小，它也有烦恼。
该小就得小，大了反不好。
虽然体积小，坏了不得了。
无论大或小，诊疗须及早。
别管小不小，请您对它好！

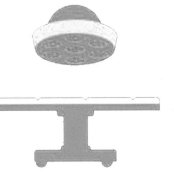

第一章　前列腺虽小，它是您的宝

——前列腺是男性的重要器官

前列腺是男性最大的附属性腺，是男性特有的性腺器官。青年男性的前列腺约栗子样大小，重约 15 g。一般来讲，前列腺的 70% 为腺体组织，约 30% 为肌肉纤维基质，大多在 35 岁以后开始出现病理性增生。前列腺的生长发育受到男性激素（雄激素，主要指睾酮）的影响。前列腺具有内分泌和外分泌功能，并可辅助排尿和射精。作为外分泌腺，前列腺每天分泌约 2 mL 前列腺液，后者是构成精液的重要成分；作为内分泌腺，前列腺分泌的激素为前列腺素，前列腺素对内分泌、生殖、泌尿、消化、血液、呼吸、心血管及神经系统均有重要作用。前列腺位于男性泌尿系统与生殖系统的"交叉路口"，是男性重要的泌尿生殖器官（见图 1-1）。

最初于 1912 年，有学者将前列腺分为五叶：前叶、中叶、后叶、左

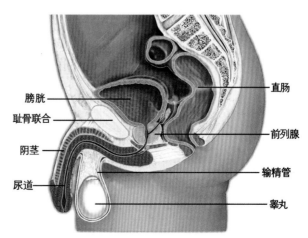

图 1-1　前列腺的位置

叶和右叶(见图 1-2),左叶和右叶合称为"两侧叶"。中叶及两侧叶为前列腺增生好发区;中叶增生易造成排尿困难等尿路梗阻症状;后叶及两侧叶容易发生前列腺癌,也为前列腺炎好发区。

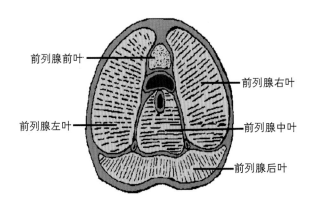

前列腺前叶
前列腺右叶
前列腺左叶
前列腺中叶
前列腺后叶

图 1-2　前列腺的分叶结构

随着对前列腺的深入研究,1968 年另有学者根据前列腺胚胎发育的不同来源将前列腺分为前纤维肌肉基质区、外周区、中央区和移行区(见图 1-3)。前列腺前纤维肌肉基质区位于前列腺的腹侧,体积较小。中央区约占前列腺腺体成分的25%,位于前列腺部尿道后方,此区类似楔形并包绕射精管,

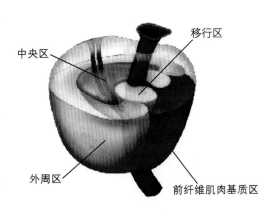

移行区
中央区
外周区
前纤维肌肉基质区

图 1-3　前列腺的分区

通常不易发生癌变。外周区占前列腺腺体成分的70%,构成前列腺的后部和侧部,为前列腺癌及前列腺炎的易发区。移行区位于前列腺部近段尿道的两侧和侧前方,约占 5%,为前列腺增生好发区,前列腺癌在该区发生概率约占 20%。

临床工作中一般采用 B 超、电子计算机断层扫描(CT)、磁共振成像(MRI)等影像学检查来测定前列腺的大小,以三径线的乘积来表示。比

如，前列腺大小为 5 cm×4 cm×3 cm。前列腺的体积和重量计算公式
如下：

前列腺体积(cm^3) ＝0.52×前列腺三径线乘积

前列腺重量(克,g)＝0.546×前列腺三径线乘积

第二章 别看体积小，位置很重要

——扼守尿道内口，影响排尿过程

前列腺位于男性泌尿系统与生殖系统的"交叉路口"，是男性重要的泌尿生殖器官。尿液自产生至排出体外所经历的路径称为"尿路"。尿路自上而下由肾脏、输尿管、膀胱、尿道组成（见图 2-1 左）。其中，肾脏、输尿管为上尿路器官，膀胱、尿道（包括前列腺）为下尿路器官。如果把整个泌尿系统比作一条河的话，那么前列腺就处于河的下游。而古今中外江河的共同特点就是，相比上游和中游而言，河的下游更适合人类生活和农作物生长，因此"下游最繁华"，但同时也容易出现"状况"。前列腺处于泌尿系统的下游，因此也容易出现"状况"。也正是因为如此，从专业角度来讲，对前列腺基础研究和临床诊疗的投入也占相当大的比例，"前列腺"一直是泌尿外科专业的热门。

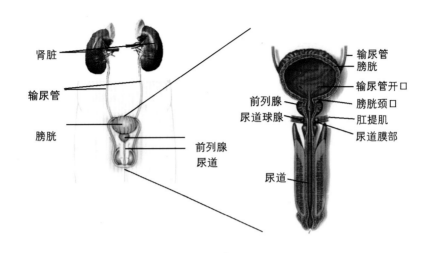

图 2-1   尿路的组成及前列腺和尿道的关系

前列腺位于男性尿道起始部，围绕尿道而生，扼守着尿道内口，或者说尿道从前列腺中间穿过（见图 2-1 右）。前列腺和尿道的关系就像糖葫芦中山楂和竹签的关系。糖葫芦的竹签从山楂中间穿过，就像尿道从前列腺中间穿过一样（见图 2-2），所以当前列腺出现疾患时，排尿极易受到影响。

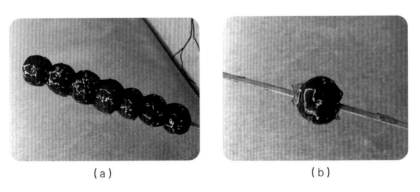

（a）   （b）

图 2-2   山楂和竹签的关系

正常前列腺如栗子大小，底朝上，与膀胱相接；尖朝下，抵泌尿生殖膈；前面紧贴耻骨联合，后面紧邻直肠。所以医生通过直肠指诊，向前可触及前列腺的背面，以触诊前列腺的大小和质地以及有无结节等情况

（见图 2-3）。

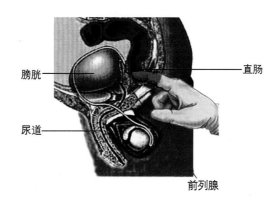

膀胱

尿道

直肠

前列腺

图 2-3　前列腺的毗邻及直肠指诊检查

　　人的尿液由肾脏分泌产生后，经输尿管进入膀胱。膀胱为人体的储尿器官，相当于人体的"尿壶"。正常膀胱容量为 400 mL 左右，当膀胱内尿液达到 200 mL 左右时产生尿意，储满尿液时尿意强烈。排尿时，尿道括约肌开放，尿液自膀胱经尿道排出体外；排尿完毕后括约肌关闭，保证尿液不会从膀胱自主流出，因此尿道括约肌相当于"尿壶"的"开关"。

　　男性的生殖系统包括睾丸、附睾、输精管、射精管、前列腺、精囊腺、阴茎等器官。精子由睾丸产生，在附睾内成熟，射精时精子通过输精管、射精管进入尿道，而后排出体外，而射精管也是穿过前列腺进入尿道，所以说前列腺位于男性泌尿系统与生殖系统的"交叉路口"。我们知道，两条马路的交叉路口处于枢纽位置，因而容易遇见"麻烦"，常需要红绿灯来进行调节和控制。前列腺既处于泌尿系统的下游，又位于男性泌尿系统与生殖系统的"交叉路口"，因此既容易出现"状况"，又容易遇见"麻烦"，所以，前列腺相关疾病的发生概率在所有男性泌尿生殖系统疾病中遥遥领先。因其特殊的地理位置，前列腺出现疾患时很容易对"泌尿"和"生殖"两方面均产生影响。

第三章 别说它很小,功能可不少

——内、外分泌功能及辅助排尿和射精

前列腺的功能如下:

一、具有内分泌功能

作为内分泌腺,前列腺分泌的激素为前列腺素,其对内分泌、生殖、泌尿、消化、血液、呼吸、心血管及神经系统均有重要作用。

二、具有外分泌功能

作为外分泌腺,前列腺每天分泌约 2 mL 前列腺液,后者是构成精液的重要成分,为精子生存提供能量,为其活动创造条件。

三、参与控制排尿功能

环状平滑肌纤维围绕前列腺部尿道,参与构成尿道前列腺部,其中的内括约肌作为膀胱的"副开关",与外括约肌("主开关")一道,共同控制尿液从膀胱内排出。

四、参与射精

前列腺将精囊和输精管中的内容物及腺泡腺管中的分泌物输入近端尿道。

总之，前列腺具有内分泌功能，分泌的前列腺素对人体的多个系统均有重要作用；同时，前列腺具有外分泌功能，分泌的前列腺液对精液质量有着较大影响；并且，前列腺参与男性的排尿和射精，对男性至关重要，因而间接地对女性也非常重要，因此，对人类种族繁衍发挥着重要作用。所以，前列腺的作用是"功在当代，利在千秋"！

第四章 个头虽然小,它也有烦恼

——前列腺炎,男人的烦恼

前列腺主要有三大疾病:前列腺炎、前列腺增生、前列腺癌。前列腺疾病有相似的临床症状:①下腹及会阴部不适,如疼痛、坠胀、沉重感;②尿路刺激症状,如尿道灼热刺痛、尿频、尿急;③尿道滴白,多在晨起、便后出现;④排尿异常,如排尿不畅、无力、困难,可表现为排尿时间延长、射程变短、尿线变细及分叉、尿潴留等,还有尿失禁、血尿等异常情况;⑤部分患者还有血精、性功能障碍等。

前列腺炎是较为独立的综合性疾病,是指由多种复杂原因引起的,以尿道刺激症状和慢性盆腔疼痛为主要临床表现的疾病。前列腺炎是泌尿外科的常见病,老中青均可患病,是三大疾病中唯一老少通吃的一种。

一、前列腺炎分类

美国国立卫生研究院(National Institutes of Health,NIH)对前列腺炎的分类如下:

(1)Ⅰ型:急性细菌性前列腺炎。

(2)Ⅱ型:慢性细菌性前列腺炎。

(3)Ⅲ型:慢性前列腺炎(慢性骨盆疼痛综合征),又分为ⅢA型(炎症性)和ⅢB型(非炎症性)。

(4)Ⅳ型:无症状性前列腺炎。

二、常见诱因

前列腺炎的常见诱因有劳累、过度饮酒或食用辛辣食物、感染、尿液反流、久坐、性生活不规律等。

三、致病因素

Ⅰ型及Ⅱ型前列腺炎主要致病因素为病原体感染,致病菌以大肠埃希菌、克雷白杆菌、变形杆菌及铜绿假单胞菌为主,病原体随尿液侵入前列腺,从而导致感染。Ⅲ型前列腺炎发病机制未明,病因学十分复杂,存在广泛争议。多数学者认为其主要病因可能是病原体感染,以及某些非感染因素如排尿功能障碍、精神心理因素、神经内分泌因素等。Ⅳ型前列腺炎缺少相关发病机制的研究,可能与Ⅲ型的部分病因与发病机制相同。病理解剖证实前列腺炎病变一般局限于外周带,此处腺管因其解剖结构特点,易致尿液反流,而中央带及移行带腺管走向与尿流方向一致,不易发生感染。

四、临床症状

前列腺炎的症状可轻可重,也可全无症状。其中,急性前列腺炎(Ⅰ型)常发病突然,表现为发热、寒战、疲乏无力等全身症状,伴有下腹部及会阴部疼痛,可有尿频、尿急、尿痛、尿道分泌物增多、排尿困难甚至急性尿潴留以及大便便意频繁等症状。Ⅱ型和Ⅲ型前列腺炎多有下腹部及会阴部不适、疼痛和排尿异常等症状。Ⅳ型前列腺炎无临床症状。前列腺炎患者多表现为慢性、复发性过程,只有少部分患者有急性病史。不论哪一类型慢性前列腺炎,都可表现为相似的临床症状,统称为"前列腺炎症候群",包括盆骶疼痛、排尿异常和性功能障碍。各种前列腺炎的临床特点如表4-1所示。

表 4-1　　　　　　　　各种前列腺炎的临床特点

类型	尿路感染史	肛诊异常	前列腺液白细胞	前列腺液培养	常见致病菌	抗生素治疗反应	对尿流率影响
Ⅰ	＋	＋	＋	＋	大肠埃希菌	＋	＋
Ⅱ	＋	±	＋	＋	大肠埃希菌	＋	±
ⅢA	－	±	＋	－	－	－	－
ⅢB	－	－	－	－	－	－	＋
Ⅳ	－	－	＋	±	有待研究	±	－

五、常用检查

前列腺炎在临床上常用的检查主要有尿液检查、前列腺液常规检查、超声等影像学检查及直肠指诊（肛诊）。

（1）尿液检查：尿液检查通常包括尿常规加沉渣检查及尿液细菌培养，可用于判断是否存在尿路感染。尿常规检查一般可有白细胞、红细胞数目增多以及细菌数量的增多。尿培养可发现细菌及其他病原体。

（2）前列腺液常规检查（EPS 检查）：正常的前列腺液为稀薄乳白色液体，镜下每高倍视野白细胞数在 10 个以下，卵磷脂小体均布，偶见精子。如白细胞或脓细胞每高倍视野大于 10 个，卵磷脂小体减少，则高度怀疑前列腺炎；前列腺液中发现含有脂肪的巨噬细胞，基本可确诊前列腺炎。前列腺液亦可做细菌培养及其他病原体检查。

（3）B 超检查：B 超作为一种辅助检查能间接提供前列腺组织改变情况，如前列腺回声不均、边缘模糊，可见结石或钙化，前列腺周围静脉丛扩张等表现。经直肠 B 超诊断慢性前列腺炎的阳性率更高。

（4）直肠指诊（肛诊）：青年男性前列腺较小，质地软；中年男性的前列腺触诊时质韧而有弹性，左右两叶之间可触及中央沟，前列腺炎时可有前列腺的增大、触痛、局部温度升高等。疑为急性前列腺炎时应避免前列腺按摩。

六、治疗原则

对于前列腺炎的治疗，目前临床上尚无标准的方案。治疗前首先要进行临床评估，确定疾病类型，针对病因选择治疗方案。治疗措施应该个体化，因人而异。目前前列腺炎的治疗方法主要包括饮食指导、行为治疗及药物治疗。多饮水，忌辛辣饮食，戒酒，热水坐浴，保持规律的性生活，避免久坐等对前列腺炎的治疗很有帮助。

前列腺炎的药物治疗原则如下：

(1)Ⅰ型：足量有效抗菌药物。

(2)Ⅱ型：足量有效抗菌药物(4~6周)以及解痉、止痛等对症治疗。

(3)Ⅲ型：对ⅢA型用广谱抗菌药物试验性治疗，并采取解痉、止痛等对症治疗；对ⅢB型对症治疗，以改善症状。

(4)Ⅳ型：一般不需要治疗。

多数患者朋友常对疾病的理解不准确，往往造成主观疗效不佳，常有不必要的焦虑及恐慌，如此反而会使症状加重，造成更大的心理负担和压力。因此，若要彻底治愈，首先应该解除思想顾虑。

笔者认为，目前社会上"前列腺炎"一词过分泛滥，甚至到了谈"炎"色变的地步。医院级别不同，医生阅历不同，对前列腺炎诊断标准的把握可能也有所不同，个别情况下还可能受到其他因素的干扰。现代技术进行的尿液、前列腺液等检查方法非常灵敏，检查结果中出现白细胞、红细胞等不一定就意味着疾病的存在。临床上前列腺炎的诊断应该根据症状和各种检查结果综合评判，而不是单凭一张化验单或B超单就可以下结论。再者，很多所谓的"不适"症状是患者自我暗示、自我加压造成的，是自己"想"出来的，若是分散一下注意力，"忙"一段别的事情，这些

"不适"症状便会自行消失。因此，前列腺炎远没有目前流传的那样多，很多所谓的前列腺炎其实根本就算不上什么病。还有，只要不存在肿瘤或其他特殊疾病，单纯的前列腺炎不会对健康带来太大影响，其所谓的危害远远没有人们想象的那样"大"。经过规范治疗，前列腺炎完全可以治愈，其疗程也远没有社会上流传的那样"长"，治疗也没有像某些人说的那样"难"。所以，只要明确诊断，规范治疗，消除顾虑，放松身心，前列腺炎完全可以从我们的生活中彻底消失！

第五章　该小就得小,大了反不好

——前列腺增生(肥大)相关内容

良性前列腺增生症(benign prostatic hyperplasia,BPH)俗称"前列腺肥大",是中老年男性排尿障碍最为常见的原因。前列腺增生是随着年龄增长而出现的一种退行性变,是自然规律,犹如青丝变白发,又似老眼渐昏花。前列腺增生的发病率随年龄递增,有资料显示,60 岁男性组织学检查 50％可见前列腺增生性改变,80 岁时更高达 83％。多数患者随着年龄的增长,排尿困难等症状随之增加或加重。

"前列腺增生"和"前列腺增生症"不是同一概念。"前列腺增生"为组织病理学的概念,指前列腺组织(间质和腺体)出现增生,一般 35 岁之后开始,但不一定出现临床症状,故严格意义来讲,单纯"前列腺增生"不能称之为疾病。"前列腺增生症"除了组织学上的前列腺间质和腺体成分的增生以外,还包括解剖学上的前列腺体积增大、尿流动力学上的膀胱出口梗阻和以下尿路症状为主的临床症状,故"前列腺增生症"才可以称之为疾病。但临床上往往将"前列腺增生症"简称为"前列腺增生"。

一、病因

前列腺增生的原因包括两大基本因素:年龄的增长和有功能的睾丸。只要人活着,年龄肯定会增长;只要是正常男性,肯定存在有功能的睾丸。所以，只要是活着的正常男性，前列腺组织就会增生。

二、影响排尿的因素

前列腺增生发展到一定程度之后会影响排尿，带来一系列临床症状。那么，哪些因素可以对排尿产生影响呢？一般包括以下 3 个方面：

1. 动力

排尿的动力来源于膀胱。正常情况下，排尿时膀胱逼尿肌收缩，将尿液压出膀胱，这是排尿的动力。若各种原因（脑血管病、糖尿病、其他神经系统病变等）引起膀胱逼尿肌收缩无力，则可导致排尿困难。

2. 阻力

前列腺增生、尿道狭窄等可使尿道受压变细，增加尿路阻力，导致排尿困难。

3. 协调能力

正常情况下，排尿时膀胱逼尿肌收缩，尿道括约肌（包括尿道内括约肌和尿道外括约肌，其中内括约肌位于膀胱颈口处，外括约肌靠近前列腺尖部）开放，尿液从膀胱内排出；不排尿时，尿道括约肌关闭，膀胱逼尿肌不收缩，尿液存储于膀胱内，不会随意流出（不会出现尿失禁）。某些神经系统病变时会出现膀胱逼尿肌和尿道括约肌二者不协调，即膀胱逼尿肌收缩时尿道括约肌不开放（如膀胱颈口硬化），或者尿道括约肌开放时膀胱逼尿肌不收缩，即可导致排尿困难。

三、常见名词解释

1. 尿频

排尿次数较多而每次尿量较少称为"尿频"。正常情况下白天排尿 6~8 次，夜间排尿 0~1 次，每次尿量大约 400 mL（相当于正常的膀胱容量）。尿频为前列腺增生最早出现的症状。

2. 血尿

顾名思义，血尿指尿中带血，确切地说是尿中含有过多的红细胞，是泌尿系统疾病中最重要的症状之一，按其严重程度可分为肉眼血尿和镜下血尿。肉眼可见尿中带血称为"肉眼血尿"，一般 1000 mL 尿中混有 1 mL 血即可呈肉眼血尿。镜下血尿指离心尿液每高倍视野中红细胞计数在 3 个以上。前列腺增生以及泌尿系统感染、结石、肿瘤等疾病都可出现血尿。依据排尿过程中血尿出现的时间可将血尿分为初始血尿、终末血尿和全程血尿。初始血尿提示出血部位在尿道或膀胱颈部；终末血尿提示病变位于膀胱三角区、膀胱颈或后尿道；全程血尿表明出血部位在膀胱颈以上的尿路。血尿有时可伴有血块。若血块呈蚯蚓状，色暗红，表明出血部位来自上尿路；若血块大小不等，形状不规则，色鲜红，则表明是膀胱出血。

3. 排尿期症状

排尿的时候出现的症状称为"排尿期症状"。前列腺增生时最典型的排尿期症状为进行性排尿困难，主观感觉为排尿费力、排尿困难、尿不净，客观表现为尿等待、尿无力（尿线变细、射程变短）、排尿时间延长、尿后滴沥（也有文献将尿后滴沥单独称为"排尿后症状"）等。

4. 储尿期症状

不排尿的时候出现的症状称为"储尿期症状"，常见的有尿意频繁、尿急、尿失禁、夜尿增多等。

5. 残余尿或残余尿量

排尿结束后仍然储存于膀胱内，不能排出的那部分尿称为"残余尿（量）"。正常情况下，排尿后膀胱内不应该残存尿液，即残余尿（量）应该为"0"，前列腺增生等下尿路梗阻性疾病存在时，残余尿（量）往往会增加。

6. 尿潴留

尿液完全不能自膀胱排出，称为"尿潴留"。患者感觉小腹膨胀、疼痛，查体可见下腹膨隆。

7. 肾或输尿管积水

尿路梗阻性疾病存在时，肾或输尿管出现扩张、增粗、增大等改变时称为"肾或输尿管积水"（一般经 B 超、CT、MRI 等影像学检查发现）。患者可有腰痛、腰胀等症状。

8. 尿失禁

尿液不受意识控制，不自觉流出，称为"尿失禁"。根据其发生的原因不同可将尿失禁分为急迫性尿失禁、压力性尿失禁、充盈性尿失禁、真性尿失禁。

（1）急迫性尿失禁：尿意产生后，未来得及自主排尿，尿液即自行流出称为"急迫性尿失禁"。一般由泌尿系统感染、前列腺等下尿路器官充血或存在膀胱逼尿肌不稳定等因素导致。

（2）压力性尿失禁：因咳嗽、打喷嚏、大笑等腹压增大原因出现尿液自行流出称为"压力性尿失禁"。

（3）充盈性尿失禁：因前列腺增生、尿道狭窄、膀胱颈口硬化等梗阻性疾病出现残余尿（量）增多、尿潴留，使膀胱内压升高，处于持续充盈状态，过多的尿液自膀胱内"溢出"，称为"充盈性尿失禁"。

（4）真性尿失禁：各种原因导致尿道括约肌受损，或存在不受括约肌控制的其他出口，"控尿"能力下降或丧失，尿液完全失控，随时外漏，称为"真性尿失禁"。

9. 膀胱刺激症状

膀胱刺激症状主要指尿频、尿急、尿痛等症状。

10. 下尿路症状（lower urinary tract symptoms，LUTS）

下尿路症状主要指尿频、尿急、尿痛、排尿困难、尿后滴沥、尿失禁等，包括排尿期症状、储尿期症状和排尿后症状。泌尿系统感染、前列腺增生、尿道狭窄、膀胱颈口硬化、膀胱过度活动症、膀胱肿瘤等均可导致LUTS。

四、临床症状

前列腺增生之后，局部可有不同程度充血，可出现尿频、夜尿增多等症状；增生加重之后，增生的腺体向内挤压尿道，可使后尿道受压变形、变细，导致排尿阻力增加（见图 5-1），因此出现排尿踌躇、排尿困难及间断排尿、急性尿潴留等相关排尿期症状，并可引起膀胱内压力升高。随着病情进展，膀胱内压力进一步增加，膀胱逼尿肌为克服增大的阻力而发生代偿性肥厚，并可导致逼尿肌不稳定，进而加重尿频、尿急、夜尿增多及尿失禁等相关储尿期症状。如梗阻长期未能解除，则膀胱逼尿肌收缩功能减退，进入失代偿期，可引起慢性尿潴留、充盈性尿失禁、继发肾输尿管积水及肾功能不全（尿毒症）等，可能出现腰痛、腰胀、面色灰暗、乏力、食欲下降等相应症状。另外，还可有肉眼血尿或者镜下血尿，并发感染时可有尿痛等症状。

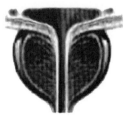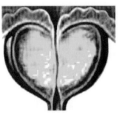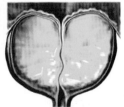

正常前列腺　　　　前列腺增生代偿期　　　　前列腺增生失代偿期

图 5-1　正常前列腺与增生前列腺的比较

如前文所述，就功能而言，泌尿系统相当于人体的"下水道"。若从前列腺开始算起，男性尿路自下而上还有膀胱、输尿管、肾脏，就像四层楼房一样，前列腺在一楼，肾脏在四楼。如果一楼的下水道出现阻塞，若不及时清理，就会继续向上发展，最终会导致四楼下水道的阻塞。前列腺增生之后，出现梗阻症状，若不及时治疗，任其继续发展，就会出现膀胱尿潴留、输尿管积水、肾积水，相当于下水道从一楼堵到四楼。

五、诊断

1. 国际前列腺症状评分（international prostate symptom score, IPSS）

BPH 的诊断需要根据患者的症状、体格检查（尤其是直肠指诊）、影像学检查、尿流动力学检查及内镜检查等综合判断。目前国际前列腺症状评分被公认为判断 BPH 患者症状严重程度的最佳手段。该评分系统将前列腺增生最常见、最具代表性的 7 个问题根据程度及发生频率的不同分别赋以分值，其中"0"代表没有该症状，"5"代表几乎每次均有，7 个问题的得分总和为最后总分，如表 5-1 所示。IPSS 是 BPH 患者下尿路症状严重程度的主观反映，与最大尿流率、残余尿量以及前列腺体积等客观指标具有一定相关性，但并不完全一致。

表 5-1　　　　　　　国际前列腺症状评分

在最近一个月内，您是否有以下症状？	无	在五次中					症状评分
		少于一次	少于半数	大约半数	多于半数	几乎每次	
(1)是否经常有尿不尽感？	0	1	2	3	4	5	
(2)两次排尿间隔是否经常小于两小时？	0	1	2	3	4	5	
(3)是否曾经有间断性排尿？	0	1	2	3	4	5	
(4)是否有排尿不能等待现象？	0	1	2	3	4	5	
(5)是否有尿线变细现象？	0	1	2	3	4	5	
(6)是否需要用力及使劲才能开始排尿？	0	1	2	3	4	5	
(7)从入睡到早起一般需要起来排尿几次？	没有	1次	2次	3次	4次	5次	
	0	1	2	3	4	5	
症状总评分							

依据 IPSS 评分可将症状分为 3 个等级：

(1)轻度症状:0~7 分。

(2)中度症状:8~19 分。

(3)重度症状:20~35 分。

2. 生活质量评分(quality of life, QOL)

生活质量评分为 0~6 分,是患者对其目前排尿和控尿情况的主观感受,又称"困扰评分"(bother of score),如表 5-2 所示。

表 5-2 生活质量评分

	高兴 (0 分)	满意 (1 分)	大致满意 (2 分)	还可以 (3 分)	不太满意 (4 分)	苦恼 (5 分)	很糟 (6 分)
如果在您今后的生活中始终伴有现在的排尿症状,您认为如何?(生活质量评分为多少?)							

3. 常用检查

对 BPH 患者,推荐行血清前列腺特异性抗原检查、尿常规检查、前列腺超声检查以及直肠指诊,必要时可行前列腺的磁共振检查。

(1)前列腺特异性抗原(prostate specific antigen, PSA)检查:一般指总 PSA,即 tPSA,为前列腺上皮细胞分泌的一种蛋白,又分为结合前列腺特异性抗原(cPSA)和游离前列腺特异性抗原(fPSA)。PSA 不是前列腺癌特有的指标,前列腺癌、前列腺炎、前列腺增生、其他泌尿系统感染、急性尿潴留等均可能引起血清 PSA 升高。血清 PSA 水平与年龄和前列腺体积相关,一般 40 岁以后血清 PSA 会升高,目前通常将 tPSA 高于4.0 ng/mL 视为异常,可作为前列腺穿刺活检的指征。fPSA/tPSA 大于0.16 为正常参考值。PSA 检查的主要目的是用于前列腺增生与前列腺癌的鉴别。

此外，还有 PSA 密度（PSA density，PSAD），即血清总 PSA 值与前列腺体积的比值，PSAD 正常值小于 0.15；PSA 速率（PSA velocity，PSAV），即连续观察血清 PSA 的变化，PSAV 的正常值小于 0.75 ng/（mL·年）。

一些因素会影响血清 PSA 的水平，比如尿道镜检查可导致其升高，因此 PSA 检查应在射精 24 小时后，膀胱镜检查、导尿等操作 48 小时后，直肠指诊 1 周后，前列腺穿刺 1 个月后进行。PSA 检查时应无急性前列腺炎、尿潴留等疾病。

（2）直肠指诊（digital rectal examination，DRE）：直肠指诊是 BPH 患者重要的检查项目之一，同时还是前列腺癌筛查的一个重要手段。直肠指诊可了解前列腺的大小、质地、形态、有无结节及触痛、中央沟是否变浅或消失，以及了解肛门括约肌张力情况（见图 5-2）。青年男性的前列

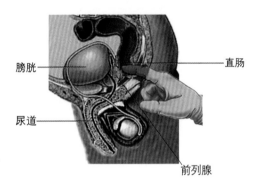

图 5-2　前列腺的直肠指诊检查

腺约栗子大小，质地较软，表面光滑，无结节，可触及中央沟。前列腺增生时体积变大，质地变韧，中央沟变浅或消失。传统的描述前列腺大小的方法：若前列腺达鸽子蛋大时为"＋"，鸡蛋大为"＋＋"，鸭蛋大为"＋＋＋"，再大为"＋＋＋＋"。以直肠指诊估计前列腺大小及重量的方法：①Ⅰ度：腺体大小为正常的 2 倍，重量为 20～25 g；②Ⅱ度：腺体大小为正常的 2～3 倍，中央沟可能消失，重量为 25～50 g；③Ⅲ度：腺体大小为正常的 3～4 倍，指诊刚能触及前列腺底部，中央沟消失，重量为 50～75 g；④Ⅳ度：腺体超过正常 4 倍，指诊不能触及前列腺底部，重量为 75 g 以上。以直肠指诊推算前列腺的大小和重量较为直观，便于描述，但是肯定不够精确，存在一定误差，故只能作为粗略估计。

（3）尿常规检查（尿 Rt）：可以确定患者是否有血尿、蛋白尿、尿糖及泌尿系统感染等。

（4）超声检查（一般指 B 超）：超声检查可以更准确地了解前列腺大小、形态、回声情况、突入膀胱的程度等。经直肠超声检查可精确地测定前列腺体积，同时可更清晰地探查前列腺内部结构及病变情况（见图5-3）。经腹超声检查还可以同时了解膀胱大小、形态，有无脊梁化、小房及憩室、结石、占位等改变，测量残余尿量等；上尿路 B 超可以了解有无肾积水、输尿管积水等改变。

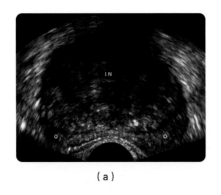
（a）

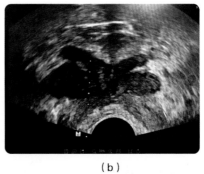
（b）

图 5-3　前列腺的超声检查

（5）尿流率检查：为单位时间内的排尿量。主要包括两项指标：最大尿流率和平均尿流率，其中最大尿流率更为重要。一般认为，最大尿流率在 25 mL/s 以上者可排除梗阻，在 10 mL/s 以下者提示梗阻存在，两者之间为可疑梗阻。

（6）膀胱镜检查：膀胱镜检查可从内部窥视前列腺的大小和形状（见图 5-4）。梗阻症状较重但前列腺体积不大，或血尿较明显时，应行膀胱镜检查。镜下一般以精阜至膀胱颈口的距离来估计前列腺的大小，同时观察尿道情况、膀胱颈口的动度、前列腺凸入膀胱的程度以及膀胱内有无异物及增生物（结石、肿瘤、腺性滤泡等）。前列腺增生失代偿期膀胱壁可有脊

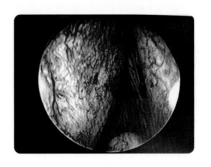
图 5-4　前列腺增生的膀胱镜下表现

梁化改变，可见小房及憩室。

（7）排尿日记：记录 24 小时内每次排尿的时刻及尿量。一般以尿频、夜尿增多为主要症状的患者需要记录排尿日记。

六、治疗

BPH 的临床表现主要以下尿路症状为主，也是患者的切身感受，是患者寻求治疗的主要原因。因此，下尿路症状的严重程度以及生活质量的下降程度是选择治疗措施的重要依据，治疗前应充分了解患者的意愿。通常 BPH 的治疗包括观察等待、药物治疗及外科手术治疗。

1. 观察等待（watchful waiting，WW）

观察等待是一种非药物、非手术的治疗措施，包括科普知识教育、生活及行为方式指导、定期检测等。BPH 是一种组织学上的进行性良性增生过程，其发展快慢较难预测。一般来讲，对于年龄较轻（小于 55 岁）、症状较轻（IPSS≤7）的患者，或者中度以上症状（IPSS≥8）但生活质量未受到明显影响的患者可采用观察等待。接受观察等待之前，首先应对患者进行全面检查，明确 BPH 诊断，排除肿瘤等其他疾病的存在，以及除外BPH 相关并发症等。

2. 药物治疗

BPH 患者药物治疗的短期目标是缓解患者的下尿路症状，提高近期生活质量；长期目标是缓解疾病的临床进展，预防并发症的发生。药物治疗的总体原则是在减少药物副作用的同时保持患者较高的生活质量。常用药物可分为四大类：

（1）α 肾上腺能受体阻滞剂：①非选择性 α 受体阻滞剂：酚苄明等；②选择性 $α_1$ 受体阻滞剂：多沙唑嗪、特拉唑嗪等；③超选择性 $α_{1A}$ 受体阻滞剂：坦索罗辛等。

药物通过阻滞分布在前列腺和膀胱颈部平滑肌表面的 α 肾上腺素能受体，松弛平滑肌，起到降低平滑肌张力、缓解膀胱出口梗阻的作用，以达到缓解排尿困难,改善排尿状态的目的。

对于有中重度下尿路症状的 BPH 患者,推荐使用 α_1 受体阻滞剂。其特点是不影响前列腺体积和血清 PSA 水平,一般起效较快。连续使用 1 个月无明显疗效时,一般不建议继续服用。常见不良反应包括头晕、头痛、乏力、困倦、体位性低血压、射精异常等。

(2)5α-还原酶抑制剂:非那雄胺等。

前列腺的生长发育受雄激素影响,雄激素主要是指睾酮和双氢睾酮,其中双氢睾酮的生物学作用远远大于睾酮。5α-还原酶抑制剂可阻断睾酮向双氢睾酮的转变,从而降低前列腺内双氢睾酮的含量,以此达到减小前列腺体积、改善下尿路症状的治疗目的。

推荐 5α-还原酶抑制剂用于治疗前列腺体积增大同时伴中重度下尿路症状的 BPH 患者。其优点是可长期服药,安全度高,能通过缩小前列腺的体积而改善症状,减少急性尿潴留的发生和对手术的需要;缺点是起效慢,停药后复发,一般需要长期服用,疗程超过 6 个月时可影响 PSA 检查结果(一般可使 PSA 结果降低 50％左右)。常见不良反应包括勃起功能障碍、射精异常、性欲低下、男性乳房女性化、乳腺疼痛等。

(3)M 受体拮抗剂:索利那新、托特罗定等。

M 受体拮抗剂可缓解膀胱逼尿肌过度收缩,降低膀胱敏感性,改善尿频、尿急等储尿期症状。常见不良反应包括口干、头晕、便秘、排尿困难、视物模糊等。患有尿潴留、胃潴留、窄角性青光眼等疾病的患者禁用。

(4)植物制剂:能改善 BPH 的症状,副作用小,适用于有轻中度症状的患者,尤其适用于伴有心血管疾病的老年患者。但其作用机理及疗效相关性尚不完全明确。

3. 手术治疗

具有中重度下尿路症状并明显影响生活质量的 BPH 患者可选择手术治疗,尤其是药物治疗效果不佳或拒绝接受药物治疗的患者;查体发现残余尿量增多、双肾积水、肾功能不全等情况,经诊断确定为 BPH 并发症者,更应积极术前准备,选择最佳时机,尽快手术治疗。经典的外科手术除传统的开放性前列腺摘除术外，还有现代的微创手术，主要包括经尿道前列腺电切术（包括普通电切及等离子电切术、剜除术）、经尿道前列腺激光手术（汽化、切割、剜除）以及前列腺扩裂、支架等其他微创手术。

前列腺增生后，增生的腺体体积变大、压力增高，向内扩张，挤压尿道，造成排尿困难等梗阻症状，向外扩张，将前列腺的其余部分挤压形成"外科包膜"。就像一个成熟的西瓜具有瓜瓤和瓜皮一样，增生的腺体相当于西瓜瓤，而外科包膜相当于西瓜皮。手术时只是将增生的腺体去除，而保留前列腺的外科包膜，就像吃西瓜的时候只吃瓤，而将皮留下。增生的腺体被去除后，该部空间变大，压力变小，梗阻解除，排尿重新变得通畅（见图5-5）。

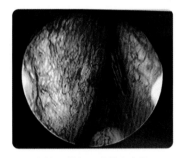 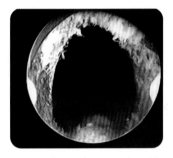

（a）术前：增生的腺体向内挤压尿　（b）术后：增生的腺体被切除，该部
　　　道，造成排尿困难　　　　　　　　　空间变大，尿道重新变得通畅

图5-5　经尿道前列腺电切术前后对比

以下是几种常用的手术方法：

（1）开放性前列腺摘除术：是经膀胱、会阴、耻骨后等路径做切口，将增生的前列腺腺体完整摘除，解除梗阻，以期改善排尿症状。随着微创手术的发展和普及，目前开放手术正在逐步退出历史舞台。

（2）经尿道前列腺电切术（transurethral resection of the prostate，TURP）：是将专用电切镜经尿道置入，到达前列腺部位，自内向外将增生的前列腺切成碎块，然后利用冲洗液将前列腺碎块冲出体外（见图5-6）。就像吃西瓜的时候，一勺勺将西瓜瓤挖出，而将西瓜皮留下一样（一刀刀将增生的前列腺切成碎块后冲出,而留下前列腺的外科包膜)。因电切镜经尿道置入,故手术时无须切口,是经典的微创手术。TURP 使用等离子双极电切系统,大大降低了电切综合征等并发症的发生概率,比传统的普通电切更加安全。

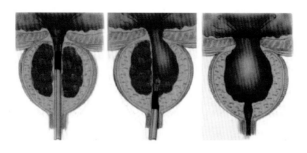

图 5-6　经尿道前列腺电切术模式图

(3)选择性光(绿激光)前列腺汽化术(photoselective vaporization of the prostate,PVP):是治疗前列腺增生更加微创的手术方法。绿激光(KTP 激光)是氖氩激光穿过磷酸钛氧钾晶体(KTP 晶体)后产生的,波长为 532 nm,在可见光中呈现绿色,故称"绿激光"。其物理特性是能被富含血红蛋白的组织大量吸收,因此有利于血管的封闭和组织的汽化,故手术过程中视野清晰、几无出血,大大提高了手术的精确性和安全性,几乎是"兵不血刃"(见图 5-7)。

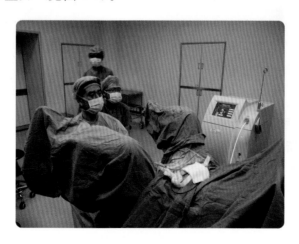

图 5-7　笔者在行绿激光前列腺汽化术

手术也是采用经尿道入路。将绿激光专用镜经尿道置入，到达前列腺部位，绿激光光纤头部的顶端或侧方有一出光口，分别向前方（直束光）或侧方（侧束光）输出绿激光，将增生的前列腺组织直接汽化，也可将其切割成碎块，或者将其整块剜除，以达到解除梗阻的目的（见图5-8、图5-9）。目前新一代绿激光输出功率可达180 W，汽化效率明显提高，可以说直束光是"枪挑一条线"，侧束光是"棍扫一大片"，大大提高了手术速度。

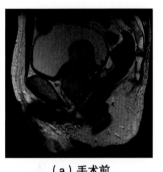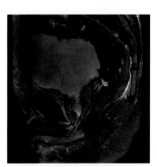

（a）手术前　　　　　　　　　（b）手术后

图5-8　绿激光前列腺汽化手术前后的 MRI 对比

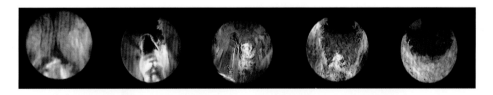

图5-9　内镜下绿激光前列腺汽化术手术过程及手术前后对比

我科（山东省立医院泌尿外科）是国内最早开展绿激光前列腺汽化术的科室之一，手术数量和质量在全国名列前茅，慕名就医者来自全国各地以及俄罗斯、新西兰、澳大利亚等国家（见图5-10、图5-11）。2005年5月12日，我科人员应邀赴中央电视台参加《健康之路》栏目现场直播，笔者作为主讲嘉宾就前列腺增生的绿激光治疗进行公益讲座，取得圆满成功（见图5-12）。

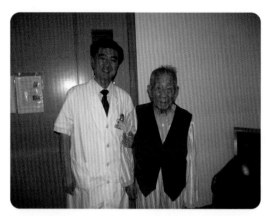

图 5-10　笔者与红军老干部在一起

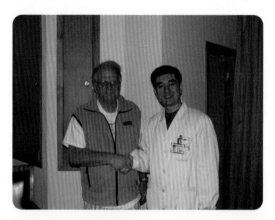

图 5-11　笔者与新西兰朋友在一起

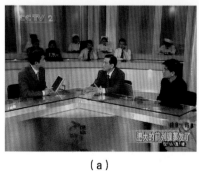

（a）

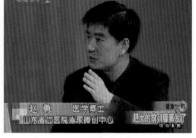

（b）

图 5-12　笔者与金讯波教授等应邀作为主讲嘉宾参加中央电视台
《健康之路》栏目现场直播电视截图

绿 染 人 生
——重上中央台

千古顽症数癃闭，一夫当关唯腺体。
扁鹊提笔愁良方，华佗挥刀施无计。
ＣＣＴＶ笼高空，健康之路罩大地。
泌尿微创再回首，绿光闪过尽欢喜。

这是笔者应邀作为主讲嘉宾参加中央电视台《健康之路》栏目现场直播，介绍绿激光治疗前列腺增生相关内容之后所作的一首诗。"绿"是生命的颜色，也含绿激光之意，我们以先进的绿激光技术解决了前列腺疾患，会使"您"的生命和健康重新染上绿色。

诗的大意如下：前列腺增生自古就是影响中老年男性健康的疾患，因前列腺位于尿道起始部，增生之后压迫尿道，造成排尿困难，由此严重威胁了中老年患者的健康和生活。由于受到当时科技和历史条件的限制，即使像扁鹊和华佗这样的名医大家，在前列腺增生这样的难题面前也似乎无计可施。但现在情况不同了，有了绿激光这样好的治疗方法，随着CCTV相关节目的播出，会给千家万户铺平通往健康的条条大路。我们山东省立医院泌尿微创中心（当时科室名称）的医生第二次来到中央电视台，于《健康之路》栏目进行公益讲座，介绍绿激光治疗前列腺增生的相关知识，帮助患者解除病痛，其结果就是医生、患者及方方面面皆大欢喜！

目前除绿激光以外，用于治疗前列腺增生的还有钬激光、铥激光、红激光、蓝激光、1470激光等方法，可以将增生的前列腺组织直接汽化，也可将其切割成碎块，或者将其整块剜除，以达到解除梗阻的目的，各具特色，各有优势，本书不一一赘述。

无论是电切还是各种激光手术，或者包括其他治疗方法，关于腺体"去除量"的问题，一直以来是困扰很多人士甚至是泌尿外科医生的话题。在评价手术方式的时候，人们往往以"能否切到（汽化到）前列腺外科包膜"作为重要标准。诚然，能够彻底切除增生腺体，达到外科包膜固然是好，但具体到每一例手术时，医生还会根据患者的年龄、身体状况、前列腺大小、症状的严重程度、残余尿量以及当时的技术设备条件等因素进行综合评判，有时只是切除部分增生腺体，而不是一味追求彻底、达到外科包膜，毕竟手术的目的是解除梗阻，改善症状，而不是以"切除多少腺体"作为目标。况且，"腺体切除量"和"手术效果"之间不能完全画等号，即不完全是"切得越多，效果越好"。我们联想一下"愚公移山"故事中的情节：愚公为何移山？是因为太行、王屋二山挡住了出行之路，造成了交通阻塞。根据当时的条件，要想解决这一难题，只能采取移山的方式。而在科技高度发展的今天，面对同样问题，我们可以根据情况采用不同方式加以解决：倘若挡路的是一座小山，我们可以将其彻底铲除、夷为平地；如果是一座大山，我们没有必要非得"移山"，可以采用"开隧道"的方式，打出一条通道，这样既能大大减少工作量，又能切实消除交通阻塞、解决问题，故不失为一种最佳选择！当然开隧道需要更高的技术和更好的设备。前列腺增生之后也是造成下尿路的梗阻，带来"交通阻塞"。同样道理，切除前列腺的时候，如果腺体不是太大，我们可以将增生腺体彻底切除，到达外科包膜；而如果腺体太大，患者又年老体弱，此时如果一味追求彻底，必然会延长手术时间，加重出血，增加手术风险，此时我们同样可以采取"开隧道"的方式，只切除一部分增生腺体，打出一条宽敞的通道，虽然没能切到包膜，但同样可以解除尿路梗阻，患者术后仍然可以通畅排尿。当然，我们还要以发展的眼光和辩证的思维对待问题，为了保证良好的远期效果，手术时一定要预留出"增生的空间"，同时还要考虑到如何减少腺体创面出血等问题。

（4）经尿道前列腺球囊扩裂术：是将特制球囊扩张器经尿道置入，到达前列腺部位，球囊注水后扩张，将前列腺向前外侧扩裂撑开，以增加该部空间，减轻压力，解除梗阻（见图5-13），同时最大限度地保持了前列腺的完整性，保留了前列腺的功能。如果说电切和各种激光治疗前列腺增生的理念是"寻找内部空间"的话，那么球囊扩裂术的治疗理念则是"寻找外部空间",因为"外面的世界很精彩"(手术更加微创,易操作,并发症更少)。我国在经尿道前列腺扩裂术领域从研发到应用一直处于国际领先水平。球囊形状有棒状、柱状等;既有传统的乳胶材质,也有目前最新的热塑性聚氨酯弹性体橡胶(TPU)材质;既有单囊结构,也有前后囊结构。随着导管材质和制作工艺的不断优化,手术技术的不断提高,治疗理念的不断更新,经尿道前列腺球囊扩裂术定会朝着更加安全、有效、经济的方向发展。

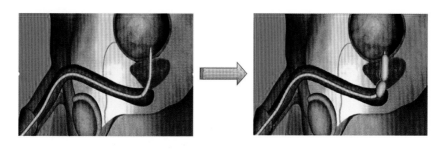

图 5-13　经尿道前列腺柱状球囊扩裂术模式图

(5)其他治疗:包括经尿道微波热疗(transurethral microwave therapy,TUMT)、经尿道针刺消融(transurethral needle ablation,TUNA)、前列腺支架(stents)以及前列腺水疗、侧叶牵拉悬吊等,方式更加微创,均有一定效果,一般适用于年老体弱患者。若身体太过虚弱,经评估确实不能耐受上述手术者,可行膀胱造瘘术以解除下尿路梗阻。

综上所述,排尿困难原因复杂,涉及动力、阻力和协调能力,如果排尿的动力小、阻力大、协调能力不佳,则会导致排尿困难。但从以上对治疗方法的描述来看,绝大多数治疗措施集中在如何减少阻力上面,而增加动力的方法相对较少。就像一部车,行驶速度的快慢也取决于动力、阻力和协调能力,若要使其速度不至过慢,首先应该想方设法减少阻力:少载人、少拉货、跑平路,而增加动力几乎不可能,因为出厂后发动机的排量已定,即最大额定功率无法改变。

七、术后护理

1. 保持尿管通畅

BPH 术后一般需要留置尿管并行膀胱冲洗。目前多用弗流氏（Foley）三腔尿管，该尿管包含 3 个腔，当尿管置入膀胱后，其中一个腔用来注入空气或生理盐水，此时尿管前部可鼓起气囊或水囊，防止尿管从膀胱内脱出（见图 5-14、图 5-15）；另外两腔均与膀胱相通，因此可以将生理盐水自一个腔注入膀胱，然后由另一个腔流出，进行膀胱冲洗。BPH 术后前列腺创面可有微小碎屑脱落，或有轻度渗血，因此多数情况下需进行膀胱冲洗，防止碎屑及血块形成进而阻塞尿管，保持尿管通畅。一旦尿管出现阻塞，患者可有下腹憋胀不适等感觉，适当挤压尿管一般可以解除梗阻，若无效则应请医务人员进行处理。有时为了防止出血，医生宜将尿管固定在一侧大腿之上。

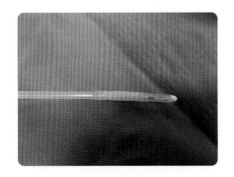

图 5-14　气囊注水前呈闭合状态

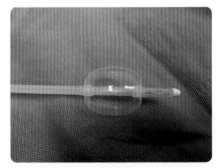

图 5-15　气囊内注入生理盐水防止尿管脱出

2. 活动或按摩下肢

BPH 大都涉及中老年患者，术中术后易并发下肢静脉血栓，可造成肺动脉栓塞等严重不良后果。因此，术后应经常活动或按摩下肢，防止血栓形成。一般应鼓励患者自行活动下肢，特别是做踝关节（脚脖子）屈伸动作，或者按摩大腿、小腿的"腿肚子"，每小时一次，每次每个部位 20

下,可有效防止血栓形成。也可应用按摩气垫进行下肢按摩。尿管固定在腿部时不影响上述活动。

3. 饮食

BPH 手术为非肠道手术,因此术后可早进饮食,不必等到肠道排气之后。可先进少量温水,再喝米汤,再喝稀饭,然后吃面条,最后进正常饮食,整个过渡过程一般需要 2 天时间。

4. 体位

术后一般先平卧 6 小时,然后改半卧位。睡眠时可根据患者个人习惯选择体位,应有效防止压疮(俗称"褥疮")形成。全麻患者苏醒后容易再次进入沉睡,应适时与患者进行语言或肢体交流,防止患者因沉睡而影响呼吸。除非病情需要,术后当天应避免患者过多讲话,以免吸入太多空气而造成腹胀。若身体条件允许,术后第二天便可下床活动。下床前至少要直坐 30 分钟,以防止出现因体位性低血压引起的头晕等症状。

八、术后常见并发症及其处理原则

1. 血尿

一般来讲,TURP 等术后 2～4 日内可有轻度肉眼血尿,但大可不必担心,因失血量不会很大,且绝大多数情况下 3～4 日之后肉眼血尿便可消失。术后 2～3 个月内可有镜下血尿,当然程度有所不同。因此,保险起见,术后应合理用药(术后 2 周内谨慎、合理应用阿司匹林等抗凝药物),避免久坐(术后 1 个月内连续坐位不超过 30 分钟),杜绝骑车(术后 2～3 个月内),控制饮酒,限制性生活(术后 3～4 个月内)。绝大多数患者出院后没有明显肉眼血尿,但尿检可有较多红细胞及白细胞,少数患者出现肉眼血尿。若血尿不甚严重,身体无明显不适者无须特殊处理,多饮水,加强营养,保持排尿通畅,数天后即可改善。个别出血较重者多是因为术后创面焦痂脱落导致,需重新就医治疗,留置并牵引尿管,持续膀胱冲洗或适当应用止血药物后可改善。极个别保守治疗效果不佳者可采用手术治疗。

2. 膀胱刺激症状

术后少数患者可有尿频、尿急、尿痛等症状,为尿液刺激手术创面所致,应多饮水,勤排尿,勿进辛辣、刺激性饮食(辣椒、酒精等),一般几天后症状便可减轻或消失。个别症状较重者可适量服用消炎、镇痛、解痉等药物,待创面基本愈合后症状自然会消失。

3. 排尿困难

如前文所述,排尿困难原因较多,除前列腺增生、尿道狭窄等阻力增大的原因之外,还可能存在动力减小或协调能力不佳等原因。部分患者术后短期内排尿困难是尿道水肿所致,极少部分患者因术后膀胱颈口挛缩导致,故术后绝大多数患者效果满意,极少数患者感觉疗效不佳,需继续配合药物治疗、尿道扩张、间歇导尿、按压下腹协助排尿等方法进一步处理。为防止术后膀胱颈口粘连,导致挛缩的发生,我科常规建议患者术后1个月时行尿道按摩一次。

4. 尿失禁

绝大多数患者术后控尿良好,极少数出现尿失禁者多是由于术中尿道外括约肌受到刺激或影响所致,部分患者术前尿道外括约肌作用已经明显减弱,只是被排尿困难甚至尿潴留等症状掩盖而不易发现。绝大多数患者经提肛训练后可恢复控尿。笔者提出的"提肛训练三三制"经临床验证效果良好:上午下午各练3次,每次30下,每下3秒钟,持续3个月。

5. 对男性功能的影响

因治疗方法不同,术后对男性功能的影响也不尽相同。况且,接受BPH手术者多为年长患者,多数患者本身对性功能要求也不是很高,因此不必过分担心该问题。总体来讲，BPH 相关手术对男性功能的影响不大，个别情况下可能出现逆行射精、勃起功能减弱等。

6. 电切综合征（TURS）

电切综合征是因电切或其他经尿道手术过程中，机体通过手术创面被动吸收过多的冲洗液所致，应立即处理。随着整体治疗水平的不断提高，目前总体 TURS 的发生已非常罕见。

综上所述，良性前列腺增生的手术治疗是安全的、有效的，术后绝大多数患者排尿满意，个别术后短期内出现尿频、尿急、尿痛、血尿、排尿困难、尿失禁、尿中带有絮状物或碎肉样物等情况均属"正常现象"。况且，相对于术前长期的症状困扰，很多情况下患者术后短期内（刚拔除尿管后的几天内）反而对新的排尿状况存在"不适应"现象，而不是出现了所谓的"并发症"。因此，绝大多数情况下上述问题很快就会消失，我们大可不必担心。

总之，良性前列腺增生的发生是一个逐步进展的过程，就目前总体医疗状况而言，外科手术仍然是治疗该病的重要方法，是唯一可能彻底根除且"一劳永逸"的治疗措施。随着微创技术的不断发展，手术水平的不断提高和治疗流程的不断完善，手术治疗的安全性和有效性越来越高，传统的风险和并发症的发生越来越少，我们相信，通过广大医护人员的不懈努力，越来越多的患者朋友会从先进的医疗技术服务中获益。

第六章　虽然体积小,坏了不得了

——前列腺癌相关内容

一、流行病学

前列腺癌(prostate cancer)是男性泌尿生殖系统最常见的恶性肿瘤,居全球癌症发病率的第四位。据世界卫生组织(WHO)全球肿瘤流行病统计数据(CLOBOCAN 2012)显示,2012 年前列腺癌居全球男性恶性肿瘤发病率第二位,仅次于肺癌,占男性全部癌症发病例数的 15％(见图6-1)。

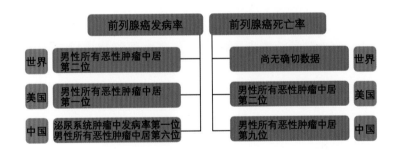

图 6-1　前列腺癌的发病率和死亡率

中国是前列腺癌发病率较低的国家之一,远低于欧美国家,但存在明显上升趋势,并且令人遗憾的是,全球死于前列腺癌的患者中 5％生活在中国。相比之下,美国 75％的前列腺癌患者仅有 PSA 的异常,91％的患者病变局限。20 世纪 90 年代以来，美国前列腺癌患者的 5 年生存率在 90％以上。而我国大部分患者是以尿路症状或骨痛而就诊，病变多处于晚期，远期预后不佳，5 年生存率为 30％～40％，意味着诊断为前列腺癌的患者半数以上 5 年内死亡，提示我国多数前列腺癌病例直到中晚期或已伴有广泛转移时才就诊，失去了最佳的治疗机会。总体来讲，目前美国前列腺癌呈高发病率、低死亡率状态，而我国前列腺癌呈低发病率、高死亡率状态。因此，普及前列腺癌相关知识，力争"早发现、早诊断、早治疗"具有重要意义。

目前，导致前列腺癌的危险因素尚未明确，但是年龄、种族和遗传 3 个因素被认为与前列腺癌的发生密切相关。还有某些可能的外源性危险因素，如高动物脂肪饮食以及维生素 A、维生素 D、维生素 E、硒、木脂素类、异黄酮等的缺乏。番茄红素、绿茶以及阳光暴露是前列腺癌的保护性预防因素，但目前仍尚无足够的证据证实生活方式的改变（降低动物脂肪摄入量及增加水果、谷类、蔬菜、红酒的摄入量）会降低发病风险。

二、临床症状

早期的前列腺癌通常无明显症状，但肿瘤阻塞尿路或侵犯膀胱颈时，则会发生下尿路梗阻症状，严重时可出现急性尿潴留、血尿、尿失禁等；若肿瘤侵犯输尿管口，则可出现肾积水相关症状；骨转移时可引起骨骼疼痛、病理性骨折等。

三、特殊检查及诊断

目前公认的前列腺癌的检查方法为 PSA 检查、直肠指诊（DRE）以及 B 超、磁共振等影像学检查，确诊则需要通过前列腺穿刺活检等取得组织后行病理学检查。

1. PSA 检查

关于 PSA 检查的国内专家共识：对 50 岁以上有下尿路症状的男性常规行 PSA 检查；对于有前列腺癌家族史的男性患者，应该从 45 岁开始定期检查。目前国内外比较一致的观点是血清总 PSA（tPSA）大于 4 ng/mL 为异常。当血清 tPSA 介于 4～10 ng/mL 时，血清游离 PSA（fPSA）水平与前列腺癌呈负相关，国内推荐 fPSA/tPSA 大于 0.16 为正常参考值。PSA 密度（PSAD）是血清总 PSA 与前列腺体积的比值，PSAD 正常值小于 0.15，有助于指导临床医生决定是否进行穿刺活检或随访。PSA 速率（PSAV）是连续观察血清 PSA 水平的变化，前列腺癌患者的 PSAV 显著高于前列腺增生和正常人的 PSAV，如 PASV 大于 0.75 ng/（mL・年），应怀疑前列腺癌的可能，PSAV 比较适用于 PSA 值较低的年轻患者。

2. 直肠指诊

直肠指诊对前列腺癌的早期诊断和分期有着重要价值，大多数前列腺癌起源于前列腺的外周带，通过直肠指诊可能发现某些异常改变。若指诊时于前列腺部位触及质硬结节，应警惕前列腺癌的存在。晚期前列腺癌指诊时可感觉前列腺表面不平，坚硬如石。

3. 超声检查

前列腺癌在超声下表现为低回声病灶。经直肠超声检查（transrectal ultrasonography，TRUS）对前列腺癌的诊断具有一定意义，典型的早期前列腺癌表现是在外周带的低回声结节（见图 6-2）。

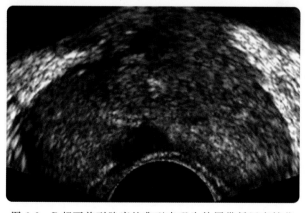

图 6-2　B 超下前列腺癌的典型表现为外周带低回声结节

4.前列腺穿刺活检

通过穿刺活检，取得前列腺组织进行病理学检查，是诊断前列腺癌的"金标准"，可经直肠或经会阴进行。B超引导下（或B超和MRI等影像学融合图像引导下）的前列腺靶向穿刺＋系统穿刺（见图6-3），可提高安全性和准确性，继而提高诊断率，减少并发症。应该准确掌握前列腺穿刺的指征，经直肠穿刺时应在穿刺前预防性口服抗生素至少3天，并口服泻药进行肠道准备。穿刺时患者一般左侧卧位，屈髋屈膝，暴露臀部（见图6-4）。医生应用专门的穿刺活检针，取出前列腺组织进行病理学检查，一般系统穿刺针数为12针左右，靶向穿刺针数根据情况而定。穿刺后直肠内需放置3～5枚碘伏棉球以起到消毒和压迫止血作用。

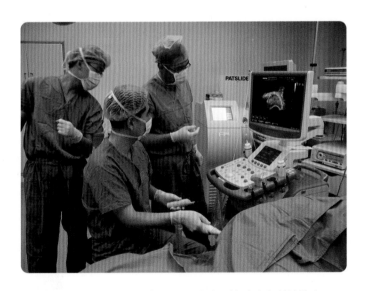

图6-3　笔者在行经直肠B超引导下前列腺穿刺活检术

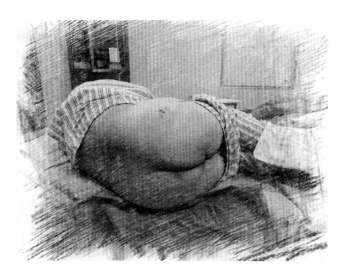

图 6-4　患者行前列腺穿刺活检的体位

因穿刺影响影像学分期,故应在 MRI 之后进行。

前列腺穿刺活检指征:①直肠指诊发现前列腺结节;②B 超、CT 或 MRI 发现异常信号;③PSA 大于 10 ng/mL;④PSA 介于 4～10 ng/mL 时,fPSA/tPSA 异常或 PSAD 值异常。具备任何一条者均应进行穿刺,不必参照其他条件。

穿刺后并发症:大多数患者前列腺穿刺活检后恢复顺利、无明显不适,个别情况下可出现下列并发症。

(1)感染:患者可出现发热、寒战等,此时应静脉注射敏感抗生素,并配合对症处理。

(2)血尿:轻度血尿无须特殊处理,血尿较重时可留置尿管并进行膀胱冲洗。

(3)血便:轻度血便无须特殊处理,血便较重时,笔者推荐将成卷的卫生纸放在会阴处,患者可骑坐在上面进行压迫止血,效果良好。

(4)急性尿潴留:为穿刺后前列腺充血导致,可导尿处理。

其他还可能出现血精、迷走神经反射等,应对症处理。我科是全国较早、全省最早开展经直肠 B 超引导下前列腺穿刺活检的科室,积累了较为丰富的经验。

5. 前列腺的其他影像学检查

前列腺的其他影像学检查包括前列腺磁共振扫描(MRI)、计算机断层扫描(CT)、全身核素骨显像检查(ECT)等。前列腺 MRI 在前列腺癌的临床分期上有重要作用,前列腺癌典型的 MRI 表现为 T2 压脂像的低信号改变(见图 6-5),在弥散加权像(DWI)上表现为弥散受限(见图 6-6)。MRI 可以显示前列腺包膜的完整性,肿瘤是否侵犯周围组织或器官,如精囊、膀胱颈、直肠等(见图 6-7),也可显示是否存在盆腔淋巴结转移及骨转移。另外,磁共振波谱学检查(MRS)在前列腺癌的诊断中有一定价值。前列腺 CT 检查的主要目的是了解前列腺临近组织和器官有无肿瘤侵犯及盆腔内有无肿大淋巴结,有助于肿瘤的分期。一旦前列腺癌确诊,尤其对于中高危患者,建议行全身核素骨显像检查,以观是否存在骨转移,有助于对肿瘤进行准确的临床分期。

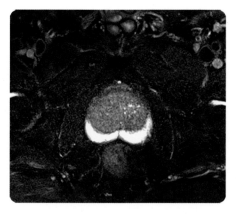 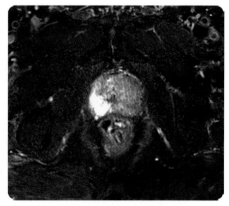

（a）良性前列腺增生磁共振T2加权像表现　　　（b）前列腺癌磁共振T2加权像表现

图 6-5　良性前列腺增生症与前列腺癌磁共振 T2 加权像表现对比

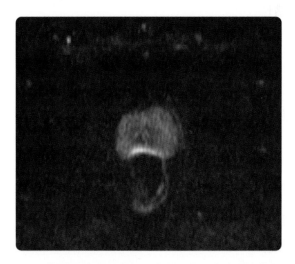

图 6-6　前列腺癌在磁共振弥散加权像上表现为弥散受限

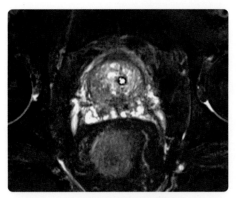

（a）前列腺癌侵犯精囊

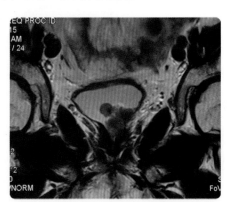

（b）前列腺癌侵犯膀胱颈

图 6-7　前列腺癌侵犯周围组织或器官

6.潜在诊断标记物

前列腺癌还有某些尚未广泛临床应用的潜在诊断标记物，如尿液沉渣中的一种长链非编码 RNA-PCA3,已经被美国食品药品监督管理局（FDA）批准作为前列腺癌标记物。特异融合基因 USP9Y-TTTY15、基于 PSA 异构体的前列腺健康指数及长链非编码 RNA MALAT-1 等,其特异性和敏感性均较好。

7. 病理诊断

目前多采用格利森（Gleason）评分系统进行病理诊断。该系统将前列腺癌组织分为主要分级区和次要分级区，每区的 Gleason 分值为 $1\sim5$ 分，两个分级区的分值相加为 Gleason 总评分，如 $3+4=7$ 分。

8. 前列腺癌基因检测

随着二代基因测序在前列腺癌诊疗中的迅速应用，前列腺癌精准诊治策略已使越来越多的患者受益。对于前列腺癌基因检测的适用人群，目前一般建议包括有肿瘤家族史的前列腺患者；年轻（小于 55 岁）的前列腺患者；高危前列腺患者（Gleason 评分≥8，PSA>20 ng/mL，临床分期≥T2c）；局部晚期、晚期的前列腺患者；去势抵抗性前列腺癌患者；寻求免疫治疗的前列腺患者。研究发现，胚系 BRCA1/2 基因突变与前列腺癌更具侵袭性，更高概率的淋巴结和远端转移发生及更短的生存期密切相关，并且携带同源重组修复基因突变可能提示对铂类及奥拉帕利敏感。除 BRCA1/2 及 ATM 基因外，在转移性前列腺癌患者中还检出 CHEK2、RAD51D、ATR、NBN、GEN1、MRE11A、BRIP1 及 FAM175A 等 DNA 修复基因胚系突变。导致 DNA 修复缺陷的相关基因的胚系突变和体细胞基因突变，均可能增加对铂类药物和聚腺苷酸二磷酸核糖转移酶（PARP）抑制剂的敏感性。另外，既往研究发现免疫检查点抑制剂（PD-1/PD-L1 抑制剂）在未经筛选的前列腺癌或去势抵抗性前列腺癌患者中疗效不佳，但对于错配修复缺陷或高度微卫星不稳定型前列腺癌患者，PD-1 抑制剂帕博利珠单抗有较好的治疗效果。

需要特别说明的是：PSA 检查、直肠指诊、B 超及 MRI 等影像学检查是进行前列腺癌临床诊断的常用方法，结果异常提示存在前列腺癌的可能性,检查结果越是偏离正常范围,前列腺癌的可能性就越大,但检查结果"未见异常"并不能排除前列腺癌的可能。以 PSA 检查为例,血清总 PSA(tPSA)正常范围为 0～4 ng/mL,高于 4 ng/mL 为异常,在排除其他干扰因素的情况下,PSA 越高,前列腺癌的可能性就越大,但 PSA 结果在正常范围以内,并不能排除前列腺癌的可能,有统计资料表明,在确诊为前列腺癌的病例当中,大约有 25% 的病例其 PSA 检查结果是正常的。前列腺癌的确诊需要病理学诊断,常用的病理取材方法是前列腺穿刺活检,特殊情况下可以通过前列腺电切等手术取材。而这两种取材方法均为"抽样检查",即病理报告为前列腺癌则可以确诊,病理未报告为前列腺癌不能排除诊断。因为取材时可能未能取到癌组织,因此必要时可能需要重复检查。

四、前列腺癌的临床分期

与大多数肿瘤的分期方法一样,前列腺癌目前采用 TNM 分期法,其中 T 代表原发肿瘤的局部情况,N 代表区域淋巴结转移情况,M 代表远处转移情况。Tx 表示无法确定有无原发肿瘤;T1 代表指诊不能触及和影像学难以确定的肿瘤,根据肿瘤大小和范围可进一步分为 T1a、T1b、T1c;T2 代表局限在前列腺内部的肿瘤,根据肿瘤大小和范围可进一步分为 T2a、T2b、T2c;T3 指肿瘤突破前列腺包膜,可进一步分为 T3a、T3b;T4 指肿瘤固定,或侵犯膀胱颈部、直肠等除精囊外的其他临近组织结构。Nx 表示无法确定有无区域淋巴结转移;N0 表示没有区域淋巴结转移;N1 表示区域淋巴结转移。Mx 表示无法确定有无远处转移;M0 表示没有远处转移;M1 表示远处转移。例如 T3bN1M0,表示肿瘤侵犯精囊,有区域淋巴结转移但尚无远处转移。

五、前列腺癌的危险因素分析

根据血清 PSA、Gleason 评分和临床分期可将前列腺癌分为低危、中危、高危 3 个等级，用于指导疾病的治疗及判断预后（见表 6-1）。

表 6-1　　　　　　　　　　　前列腺癌的危险因素等级

	低危	中危	高危
PSA(ng/mL)	<10	10~20	>20
Gleason 评分	≤6	7	≥8
临床分期	≤T2a	T2b	≥T2c

六、前列腺癌的治疗

如前文所述，不同国家和地区之间的前列腺癌发病率和死亡率具有很大差异。随着 PSA 筛查和规范前列腺穿刺活检的推广，前列腺癌的"早发现、早诊断、早治疗"成为可能。及时的根治性治疗对提高患者的生存率具有重要意义，但同时也可能影响患者的生活质量或导致相关并发症。因此，选择治疗方案时，应根据患者的具体条件综合分析，并充分尊重患者意愿，制订出适合患者的个体化方案。

实际上，根据前列腺癌的生物学行为，其对人体的危害大体分为 3 种情况：第一种，肿瘤发展极为缓慢，对健康和生命威胁极小或基本没有威胁；第二种，肿瘤发展缓慢，但在某种因素的刺激下会迅速进展，对健康和生命带来威胁；第三种，肿瘤发展迅速，对健康和生命威胁较大。因此，对于前列腺癌是否应该进行积极治疗，学术界一直存在争议。从理论上讲，对于第一种情况，无须特殊处理；对于第二种情况，应该严密监测；而对于第三种情况，理应积极治疗。但问题的关键在于，前列腺癌一旦被确诊，很难在短时间内确定其究竟属于哪种类型。当然，随着基因检测等现代诊疗技术的开展和逐步成熟，这一问题迟早会被解决。但根据目前技术条件和普及程度，完全明确这一问题尚无把握。因此笔者认为，与其承受压力、冒着风险进行观察，不如下定决心积极治疗。

就像您在身边发现一枚炸弹，已知炸弹分为三种类型：第一类，不会爆炸；第二类，可能爆炸，也可能不爆炸；第三类，肯定爆炸。在您无法确定身边炸弹类型的情况下，最明智的选择是迅速将其拆除移走，而不是观察等待。

现将目前业内较为公认的治疗方法大体归纳如下：

1. 观察等待和主动监测

观察等待（watchful waiting，WW）是指对已确诊为前列腺癌的患者，通过密切观察、随访，直到出现相关症状，如下尿路梗阻、疼痛、骨相关事件等，才对其采取相关姑息性治疗（如 TURP、化疗、放疗等）来缓解症状的一种治疗方法。该方法适用于不愿意或不适合接受主动治疗的前列腺癌患者。

主动监测（active surveillance，AS）是指对已确诊为前列腺癌且有可能治愈的患者，因担心手术风险及并发症等原因，不进行积极治疗而选择严密随访，积极监测疾病的发展进程，在肿瘤进展到一定程度时再给予治疗。该方法主要针对临床低风险并且有根治性治疗机会的前列腺癌患者，需注意主动监测转积极治疗的指征。患者必须充分知情，了解并接受肿瘤局部进展和转移的危险性。在主动监测中，建议患者前 2 年每 3 个月复查一次 PSA 及直肠指诊，2 年后可每 6 个月复查一次。应注意的是，应在确诊前列腺癌 1 年内完成第一次重复穿刺，以排除可能漏诊的高级别肿瘤。

2. 根治性前列腺切除术

根治性前列腺切除术是治愈局限性前列腺癌最有效的方法之一，适用于可能治愈的前列腺癌。需要对肿瘤的临床分期、患者的预期寿命和总体健康状况进行综合评估，然后决定是否进行手术。一般观点认为，预期寿命大于 10 年，T3 期以内的局部肿瘤，无远处转移者，均适合行前列腺癌根治术；随着治疗理念的更新以及技术设备的改进，即使 T4 期肿瘤甚至寡转移的前列腺癌患者，经过严格筛选及充分术前准备后仍然可以争取到宝贵的手术机会，接受根治性前列腺切除，手术前后辅以其他治疗，总体效果优于非手术疗法。

目前前列腺癌根治性手术主要有 3 种方式：开放手术（open surgery）、腹腔镜根治性前列腺切除术（laparoscopic radical prostatectomy，LRP）、机器人辅助腹腔镜根治性前列腺切除术（robot assisted laparoscopic prostatectomy，RALP）。其中，开放手术包括开放性经会阴、经耻骨后前列腺癌根治术；腹腔镜手术入路分经腹腔和经腹膜外两种手术入路。腹腔镜根治性前列腺切除术目前属于临床主流术式。笔者团队是全国较早、全省最早开展腹腔镜根治性前列腺切除术的医疗团队之一。

腹腔镜根治性前列腺切除术一般在腹部打 3～5 个小孔（也有单孔手术，或一小切口），外科医生将腹腔镜专用手术器械经这几个小孔伸入患者体内进行手术（见图 6-8、图 6-9）。手术将整个前列腺（包括肿瘤在内的腺体及包膜，当然也包括尿道的前列腺部）、精囊、部分输精管一并切除，并根据情况清扫相关淋巴结，然后将尿道断端与膀胱重新吻合以恢复尿道的连续性（见图 6-10）。

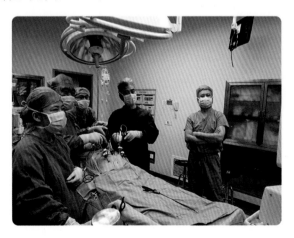

图 6-8　笔者在行腹腔镜根治性前列腺切除术

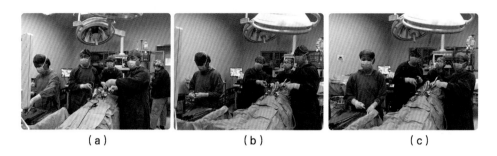

（a）　　　　　　　　（b）　　　　　　　　（c）

图 6-9　笔者团队成员冯峰副主任医师，张海洋博士，陈辑博士，研究生赖斌、
严海晨医生等在行腹腔镜根治性前列腺切除术

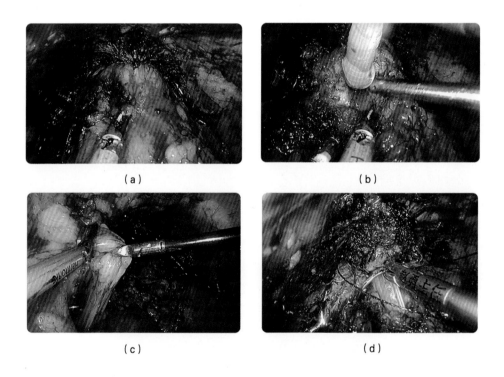

（a）　　　　　　　　　　　　（b）

（c）　　　　　　　　　　　　（d）

图 6-10　腹腔镜手术腔内照片

目前世界上最为先进的手术辅助设备是达·芬奇机器人手术辅助系统。该系统不仅可以提供稳定、清晰的3D手术视野（见图6-11），而且其专用手术器械更加精细，最大限度地减轻了手部震颤，还可以实现术者和患者在空间上的分离，减轻术者的疲劳。笔者将其优势概括如下：

图像清晰，三维立体；

运动自如，灵巧如指；

动能合一，胜似手臂；

两台独立，方便耐疲；

医患分离，远近皆宜。

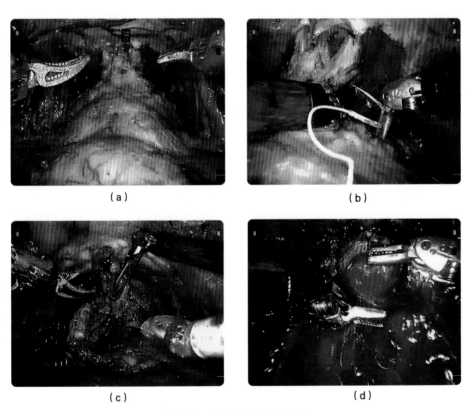

（a）

（b）

（c）

（d）

图6-11 机器人手术腔内照片

2008～2009 年,笔者入选首批山东省高层次卫生科技人才境外培训项目,赴美国范德堡大学(Vanderbilt University)医学中心深造,第一次近距离接触了当时世界上最先进的达·芬奇四臂机器人(见图 6-12),充分感受和认知了它良好的操控性和满意的手术效果。

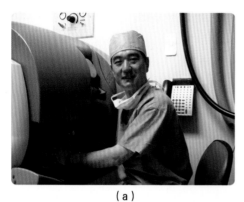
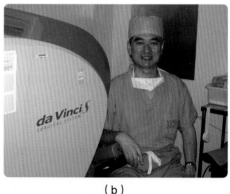

（a）　　　　　　　　　　　　　　（b）

图 6-12　笔者在美国范德堡大学医学中心学习机器人辅助腹腔镜前列腺癌根治术

在美国深造时,笔者欣闻我院将购进达·芬奇机器人,顿感热血沸腾,决心早日学成,报效国家。遂赋诗一首,以此明志:

观达·芬奇机器人有感

昔日妙手成绝唱,

今朝阔臂病生花。

来年擎得乾坤笔,

不画北美绘中华。

大意如下：达·芬奇其人其画现在看来已经成为千古绝唱，如今，世界上最为先进的手术辅助设备——达·芬奇四臂机器人手术辅助系统诞生了，大大提高了前列腺癌的治愈率，使该病患者生命之花得以重新绽放。欣闻我院即将购进达·芬奇机器人，如果来年我能够使用如此先进的医疗设备，拿起这只能够扭转乾坤的巨型画笔，我将不会继续待在美国，肯定会义无反顾地回到自己的祖国，用我所学，为广大的中华同胞继续书写美丽人生，贡献自己的力量！

同时献上笔者赴美前夕所写抒怀诗作一首，再次重温当时的豪情壮志！

赴美抒怀

高科新技竞展发，

何愁成术在天涯。

信手横过大洋去，

拈来先进卫中华！

大意如下：当前，各个国家在科技领域展开了激烈的竞争，在此大格局、大环境之下，如果哪里有现成的先进技术，即使远隔千山万水，即便是在海角天涯，我都有信心将其全部掌握。何况是在科技高度发展的当今社会，从中国到美国就像隔着太平洋将手插过去一样简单，学成最先进的医学科学技术，不为名、不图利，而是为了捍卫我们伟大的祖国，捍卫我们伟大的中华民族！这首诗充分表达了当代中国知识分子不畏艰难，着眼当今世界科技前沿，取其精华，推行拿来主义，洋为中用，满怀激情建设祖国、报效祖国的勇气、豪气和霸气。

（1）术前准备：术前 48 小时进无渣半流质饮食，术前 24 小时进流质饮食，术前 12 小时禁饮食并清洁灌肠。

（2）术后护理：术后保持尿管通畅、活动或按摩下肢、饮食及体位等相关护理要点与前列腺增生术后基本相同。

（3）术后常见并发症及其处理原则：

①引流液过多（吻合口漏/瘘）：根治性前列腺切除术后一般会在患者下腹部留置引流管一根，以便收集手术创面残存或渗出的液体。膀胱尿道吻合多采用连续缝合，较为严密，一般情况下尿液外渗不会太多，但从缝针之间的空隙渗出少许尿液或冲洗液在所难免，因此术后可有少量淡红色引流液，每天 50 mL 以内属基本正常。若引流量较多，每天超过 200 mL，则可能存在吻合口漏/瘘。其原因与肿瘤分期、瘤体大小、前列腺体积、吻合口张力、吻合方式等有关。适度牵引尿管一段时间大都可以解决。

②直肠或肠道损伤：绝大多数情况下肠道不会受到损伤。但因前列腺后方紧贴直肠，若肿瘤分期较晚，则前列腺与直肠之间会有不同程度的粘连，手术过程中游离前列腺时有可能造成直肠损伤或直接切除受累肠壁，此时大多数情况下可直接缝合肠道裂口，术后留置肛管，禁饮食 3～5 日，并采取支持、抗感染治疗。若术中未见肠道损伤，术后出现腹痛、腹胀、发热，引流管内出现黄绿色渣滓样物，则高度怀疑肠道损伤。此时应禁饮食，胃肠减压，放置肛管，支持、抗感染、对症治疗。若症状逐渐好转，则表明肠道漏/瘘口愈合；若症状无明显改善或加重，则表明漏/瘘口未愈合，应手术治疗。

③出血：目前，绝大多数手术出血极少。极个别情况下出血稍多，表现为引流液多且红，或血尿及冲洗液色红，为术后创面焦痂脱落，血管开放所致，一般可采取适度牵拉尿管，持续膀胱冲洗，保持尿管通畅，适度压迫手术创面，适当应用止血药物等方法，效果良好。极个别保守治疗效果不佳者可采用手术治疗。

④勃起功能障碍（ED）：正常男性勃起功能受神经内分泌系统控制，

其中走行于前列腺左右两侧的血管神经束(NVB)起到非常重要的作用。早期前列腺癌(T2 期以内)，手术时有可能保留单侧或双侧的 NVB，因此术后 ED 的发生概率较低。T3、T4 期前列腺癌手术时不宜保留 NVB，故术后 ED 发生率相对较高，术后需配合神经刺激、药物等治疗。若长期未能改善，可根据患者要求，行阴茎假体植入术。

⑤尿失禁：尿道外括约肌是负责尿控的主要肌肉，另外，NVB 不仅可以控制勃起，而且还参与控尿。一般来讲，T2 期以内的前列腺癌，手术时不仅可能保留单侧或双侧的 NVB，而且对尿道外括约肌的影响也较小，因此术后尿失禁的发生概率不高。T3、T4 期前列腺癌手术时不宜保留 NVB，而且对尿道外括约肌的影响也较大，吻合口张力往往也较大，故术后存在一定的尿失禁发生概率，需配合神经刺激、提肛训练(同样推荐笔者提出的"提肛训练三三制"：上午下午各练 3 次，每次 30 下，每下 3 秒钟，持续 3 个月)等治疗，绝大多数患者均可恢复控尿。根据笔者长期临床观察，尿控改善的时间节点分别为训练开始后的 3 天、3 周、3 个月，少数需要更长时间。若长期未能恢复，可根据患者要求，行吊带手术或人工尿道括约肌植入术。

⑥吻合口狭窄：为吻合口周围瘢痕组织增生所致，发生概率低，规律尿道扩张后大都可以解决，必要时也可行经尿道瘢痕组织切开或切除术。

总之，根治性前列腺切除术是目前治疗前列腺癌最重要和最有效的方法之一，是唯一可能彻底摆脱肿瘤困扰，达到实际根治目的的治疗措施。虽然围术期存在一定风险，但与总体受益相比，适当承担一些风险是可取的、有价值的，会收到"柳暗花明又一村"的效果。况且，在治疗理念、技术设备、手术水平和治疗流程不断改善的今天，手术并发症，特别是严重并发症的发生概率是非常小的，绝大多数手术是安全的、效果良好的。我们相信，通过广大医护人员的不懈努力，前列腺癌的治疗前景会越来越好。

3. 前列腺癌的外放射治疗

前列腺癌的外放射治疗(external beam radiotherapy, EBRT,简称"放疗")与根治性前列腺切除手术一样,都是局限性前列腺癌的根治性治疗措施。放疗在局限性前列腺癌的治疗中也可获得明显的无进展生存率。随着调强适形放疗技术(IMRT)和图像引导放疗技术(IGRT)的开展,放疗引起的毒副作用大大降低,治疗效果明显提高。美国国立综合癌症网络(NCCN)达成共识,对于低危患者,现代放疗技术能达到与手术治疗相似的效果。术后辅助放疗与随诊观察相比,可显著降低根治性前列腺切除术后具有复发高危因素患者的 PSA 进展和局部复发风险,中高危患者可从联合内分泌治疗中获益。

根据治疗目的,外放射治疗可分为 3 种类型:①根治性放疗,适用于局限性和局部进展性前列腺癌;②术后放疗,分为术后辅助放疗和术后挽救放疗,前列腺癌根治手术后出现包膜外侵、切缘阳性、淋巴结转移、PSA 升高等时应尽早加用放射治疗;③姑息性放疗,适用于转移性前列腺癌,以期提高生活质量,延长寿命。

常见并发症:急性期多为尿频、尿急、尿痛、血尿、腹泻、里急后重、便血、会阴皮肤糜烂等,一般停止放疗后可逐渐恢复;晚期最常见的是直肠出血,为较为严重的并发症,必要时应手术治疗。另外,放疗有二次致癌的风险,有报道称前列腺癌患者放疗后直肠癌和膀胱癌的发病风险有不同程度的提高。

4. 近距离放射治疗

近距离放射治疗(brachytherapy)是将放射源密封后直接放入人体需要照射的部位或其附近进行放射治疗的方法。前列腺癌的近距离放射治疗包括短暂插植治疗和永久性粒子种植治疗,是继前列腺癌根治术和外放疗之后有望根治局限性肿瘤的方法。

5. 前列腺癌的试验性局部治疗

前列腺癌的试验性局部治疗是相对于成熟的前列腺癌局部治疗如根治性前列腺癌手术、放射线治疗等方法而言的，主要包括前列腺癌的冷冻治疗（CSAP）、高能聚焦超声治疗（HIFU）和组织内肿瘤射频消融（RITA）等。这些方法的共同特点是安全、微创，但与根治性前列腺切除手术、根治性放疗相比较，其效果还有待更多的长期临床研究加以评估。前列腺癌的试验性局部治疗在临床上目前多用于预期寿命小于10年、不能手术或不愿接受手术的前列腺癌患者。

6. 前列腺癌的内分泌治疗

前列腺癌的内分泌治疗是目前临床治疗前列腺癌的重要手段之一，是前列腺癌各种治疗措施当中唯一一种适用于各个时期，贯穿整个治疗始末的方法。该方法早期主要作为姑息性治疗手段。20世纪40年代，外科医生发现手术去势可延缓转移性前列腺癌的进展，首次证实前列腺癌对雄激素去除的反应性，奠定了前列腺癌内分泌治疗的基础。内分泌治疗包括所有去除雄激素和抑制雄激素活性的治疗。

前列腺的生长发育受到男性激素（雄激素，主要指睾酮）的影响，而雄激素是通过与雄激素受体（AR）结合来发挥作用的。前列腺癌的生长（特别是早期）同样受雄激素的支配，但前列腺癌的发生发展是一个甚为复杂和漫长的过程，在不同时期有不同因素在起作用。学术界对其在不同时期的命名一直存有争议，按照前列腺癌发生发展的自然规律和对雄激素的敏感性，目前普遍接受的分期命名是将前列腺癌分为去势敏感性前列腺癌（castration-sensitive prostate cancer，CSPC）〔激素敏感性前列腺癌（hormone-sensitive prostate cancer，HSPC）〕和去势抵抗性前列腺癌（castration-resistant prostate cancer，CRPC）。

去势敏感性前列腺癌是指对一线内分泌治疗（去势治疗或抗雄治疗）敏感、有效的前列腺癌。

去势抵抗性前列腺癌，顾名思义，是指对去势治疗产生抵抗，去势治疗无效的前列腺癌。具体来讲是指经过初次持续雄激素剥夺治疗（ADT）后疾病仍然进展的前列腺癌，需同时具备两个内容：①去势，即血清睾酮浓度维持在去势水平（小于 50 ng/dL 或小于 1.7 nmol/L）；②抵抗，即对一线内分泌治疗（去势治疗或抗雄治疗）不敏感、无效的前列腺癌，表现为相隔一周的连续 3 次 PSA 上升，较最低值升高 50% 以上。

笔者认为上述分期方法不能完全表达前列腺癌发生发展的自然规律和对雄激素的敏感性，因此初步提出应该将前列腺癌分为雄激素依赖性前列腺癌（androgen dependent prostate cancer，ADPC）、雄激素受体主导性前列腺癌（AR dominant prostate cancer，ARDPC）、雄激素无关性前列腺癌（androgen uncorrelated prostate cancer，AUPC），相关学术论文首先发表在《泌尿外科杂志（电子版）》（*Journal of Urology for Clinicians*）2018 年 3 月第 10 卷第 1 期。为了与目前普遍观点保持一致以及便于广大读者接受，本书暂将前列腺癌按去势敏感性前列腺癌（CSPC）和去势抵抗性前列腺癌（CRPC）进行分类。

目前常用的内分泌治疗方法：

（1）去势治疗（castration）：去势治疗是使血清睾酮浓度降低至去势水平（小于 50 ng/dL 或小于 1.7 nmol/L，或治疗前基线值的 5%～10% 以下）从而抑制前列腺癌细胞生长的治疗方法。正常男性的雄激素（主要指睾酮）约 90% 来源于睾丸，约 10% 来源于肾上腺，而前列腺癌患者的雄激素还有第三个来源，即前列腺肿瘤细胞本身。去势治疗主要包括手术去势和药物去势两种方法。手术去势，即睾丸切除术，可使睾酮迅速且持续下降至去势水平。主要的不良反应是手术去势对患者心理状态的影响较大。另外，在进一步的治疗中无法灵活调节方案也是手术去势的不足之处，且有少数患者对内分泌治疗效果不佳。因此，学术界多数情况下首选药物去势治疗。临床上常用药物主要为黄体生成素释放激素类似物（LHRH-A），如戈舍瑞林、亮丙瑞林、曲普瑞林等，为皮下注射剂型，可以降低睾酮至去势水平而无须切除睾丸。已有临床试验证明其疗效与双侧睾丸切除术相当，且停药后睾酮水平可以恢复，表明药物去势作用是可逆的。而相比手术去势，药物去势对患者心理及生理的影响较小，容易被患者接受，因此成为目前标准的内分泌治疗方案。初次注射去势药物后，睾酮水平先是升高，约1周时达最高值（睾酮一过性升高，即flare-up现象），然后逐渐下降，3～4周时达去势水平。因此，为对抗睾酮一过性升高引起的病情加重，应在注射前2周或当日给予抗雄药物（为口服剂型）治疗，直至注射后2周。简短来讲，就是"先吃药，后打针"。

（2）抗雄激素治疗（简称"抗雄治疗"）：是运用抗雄激素药物阻断或减少雄激素的作用。抗雄激素药物可与雄激素竞争性结合前列腺细胞中的雄激素受体，使雄激素无法针对前列腺癌细胞发挥作用，从而抑制其生长，并且单一抗雄激素药物几乎不会影响血清睾酮及黄体生成素的水平。目前常用的抗雄激素药物根据化学结构的不同主要分为两类：①类固醇类，代表药物为醋酸环丙孕酮及醋酸甲地孕酮，因其不良反应显著，故目前在临床上很少应用；②非类固醇类，常用的药物有比卡鲁胺和氟他胺。

去势治疗和抗雄治疗均属内分泌治疗，但作用原理不同，因而去势药物和抗雄药物不是一种药物的两个剂型，不能相互混淆。举例来说，去势治疗的目的是去除雄激素来源，相当于"缉毒"（消除毒品来源）；而抗雄治疗的目的是阻止雄激素与其受体结合，也就是使雄激素受体得不到雄激素，就相当于"戒毒"（使吸毒者得不到毒品）。

（3）最大限度雄激素阻断（maximal androgen blockade，MAB）[联合雄激素阻断（combined androgen blockage，CAB）]：常用方法为去势治疗加抗雄治疗。

（4）新辅助内分泌治疗（neoadjuvant hormonal therapy，NHT）：在根治性前列腺切除术前，先给予一定时间的内分泌治疗，以期缩小肿瘤体积，降低临床分期，降低手术切缘阳性率。方法可采用去势治疗、抗雄治疗或CAB，但CAB效果更好，时间一般为3～9个月。

（5）间歇内分泌治疗（intermittent hormonal therapy，IHT）：即间歇

性地应用内分泌药物，以便保持肿瘤细胞对雄激素的敏感性，推迟疾病进展到 CRPC 的时间，提高患者生活质量，降低治疗成本。方法多采用间歇性 CAB 治疗，也可间歇性应用去势药物。国内推荐的停药标准：PSA 小于等于 0.2 ng/mL，持续 3～6 个月；新一轮治疗开始标准：PSA 大于 4 ng/mL。

（6）辅助内分泌治疗（adjuvant hormonal therapy，AHT）：是指在根治性前列腺切除术或根治性放疗后，辅以内分泌治疗，目的是治疗手术切缘残余病灶、残余的阳性淋巴结、微小转移病灶，以巩固和提高治疗效果。方法多采用 CAB、去势治疗或抗雄治疗，近期越来越多的专家主张其时间应为 2～3 年。拿根治性前列腺切除术来说，因术前肿瘤危险因素不同，术后总体效果也不可能相同。若肿瘤分期晚，则术后切缘阳性率高（即肿瘤无法彻底切除，或切不干净）。当遇到此种情况时，医生术中会按最大可能的范围进行切除，但即使如此，切缘阳性率仍然相对较高。因为切除范围不可能无限扩大，否则后果更加严重；况且某些情况下，手术目标就是姑息性切除。同时，晚期肿瘤术后淋巴结阳性的概率也较高，发生转移的可能性也较大。因此，术后需要辅助内分泌治疗，以保证、巩固、增强综合治疗效果。

（7）雄激素生物合成抑制剂治疗：雄激素生物合成抑制剂可同时阻断睾丸、肾上腺以及肿瘤细胞 3 个来源的雄激素。目前国内上市药物有醋酸阿比特龙等，应与泼尼松联用，主要用于转移性去势抵抗性前列腺癌（mCRPC）的治疗，可以提高该类患者的总体生存率，下一步有望用于转移性激素敏感性前列腺癌（mHSPC）的治疗。

7. 前列腺癌的化学药物治疗

化学药物治疗（以下简称"化疗"）是去势抵抗性前列腺癌的重要治疗手段，目的是延长患者的生存时间，控制疼痛，提高生活质量。推荐药物有多西紫杉醇、米托蒽醌、雌二醇氮芥、卡巴他赛等，大多以患者个体体表面积决定药物用量。目前多西他赛是治疗 mCRPC 患者标准的一线化疗方案，可以提高该类患者的总体生存率。常见不良反应有发热、恶心、呕吐、腹泻、脱发、粒细胞减少、肝功能异常等，对症处理大多可以改善。

8. 去势抵抗性前列腺癌的治疗

按照有无症状、身体状况、有无转移、治疗过程等因素，美国泌尿外科协会将 CRPC 分为 6 种类型，根据不同类型选用不同治疗方法。总体来讲，未转移的 CRPC 可选用二线内分泌治疗，包括加用抗雄药物、抗雄药物替换、停用抗雄药物、加用肾上腺雄激素抑制剂、雌激素化合物以及新的治疗方法；转移性 CRPC(mCRPC)可选用醋酸阿比特龙、多西他赛、卡巴他赛、米托蒽醌、Sipuleucel-T、MDV3100（此二药暂无正式中文名称）、酮康唑等，但就目前国内情况来讲，醋酸阿比特龙和多西他赛化疗为可以提高患者生存率的两项治疗措施。据悉，另一种治疗 CRPC 的药物恩杂鲁胺即将在国内上市。

9. 前列腺癌骨转移的诊断和治疗

前列腺癌骨转移的发生较为隐匿，也就是说骨转移的发生是悄无声息的。因此，大多数骨转移的诊断是在前列腺癌确诊之后，是经常规程序检查而发现的，少数患者因骨痛、不适等症状而发现。

常用检查：X 线片、CT、MRI、全身骨扫描、正电子发射计算机断层显像（PET/CT）等可诊断，转移灶活检行病理学检查可确诊，近年来出现的前列腺特异性膜抗原-正电子发射计算机断层显像（PSMA-PET/CT）多用于转移灶的诊断以及 mCRPC 的疗效评估。

治疗：除前文所述行内分泌治疗、放疗、化疗外，还可有外科治疗、各类镇痛药物对症治疗，以地诺单抗（Denosumab）行靶向治疗，以 Sipuleucel-T 行免疫治疗等。还有，双膦酸盐目前为治疗多种骨转移的一线药物，为静脉注射药物，可与上述治疗方法联合应用。为预防不良反应的发生，可佐以钙剂和维生素 D，并予以监测。

七、前列腺癌的随访及处理

无论接受何种治疗措施,前列腺癌患者均需要随访。

1. 根治性前列腺切除术后随访

(1) PSA 检查:为前列腺癌患者随访的基本内容。血清总 PSA(tPSA)低于 0.2 ng/mL 可认为是无生化或临床复发,而连续两次血清总 PSA 大于 0.2 ng/mL 应考虑为生化复发。

(2)其他可选择的检查包括直肠指诊、经直肠超声检查、MRI、CT、PET/CT、骨扫描等,根据结果判断有无临床复发。

治疗:可根据情况行观察等待或考虑行挽救性放疗以及内分泌治疗、化疗等。

2. 根治性放疗后随访

(1)PSA 检查:放疗后 PSA 水平缓慢下降,一般超过 3 年达到最低值。3～5 年内 PSA 最低值 0.5 ng/mL 左右提示愈合较好,当 PSA 水平超过最低值 2 ng/mL 时可认为是生化复发。

(2)其他可选择的检查包括直肠指诊、经直肠超声检查、MRI、CT、PET/CT、骨扫描等。

治疗:可根据情况行观察等待或考虑行挽救性根治性前列腺切除术、挽救性冷冻消融治疗、挽救性近距离放疗、挽救性高能聚焦治疗以及内分泌治疗等。

3. 内分泌治疗后随访

(1)PSA 检查:根据治疗前 PSA 水平和治疗初期 3～6 个月 PSA 下降情况,可初步判定内分泌治疗的效果,之后应每 3～6 个月行 PSA 检查一次。

(2)定期选择性行血常规、肝功、肾功、睾酮、超声、MRI、胸片、骨扫描等检查。

应建议患者注意生活及行为方式，比如适当补充钙剂和维生素 D，戒烟以及适当进行体育锻炼等。

八、前列腺肉瘤

前列腺肉瘤发病率低，且绝大多数为年轻患者，早期症状不明显，后期可影响排尿及排便。MRI 结合直肠指诊可诊断（见图 6-13），前列腺穿刺活检行病理学检查可确诊，但考虑到创面愈合问题，应谨慎实施。治疗可考虑包括手术在内的综合疗法，但效果往往不佳。

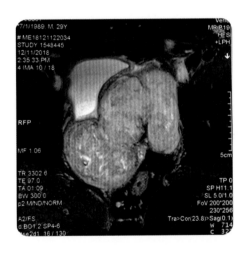

图 6-13　前列腺肉瘤的 MRI 表现

第七章　无论大或小，诊疗须及早

——早发现、早诊断、早治疗

前文已述，笔者在长期的临床工作中接诊无数，但有两类病例印象最深，心情也最为沉重：一类是因前列腺增生，引起排尿困难，因治疗不及时，导致残余尿增多、慢性尿潴留、双肾输尿管积水、慢性肾功能不全（尿毒症），严重威胁健康和生命；第二类是因骨痛就诊，经检查发现是前列腺癌并多发骨转移。这两类情况的共同之处就是因就诊不及时从而导致治疗不及时，耽误了最佳治疗时机，从而引起严重后果。倘若及时就诊，及时治疗，则疗效甚为满意。这也是笔者创办"健康在线（腺）"公益讲座，普及前列腺相关知识，提醒广大朋友遇到类似问题及时就诊，争取满意疗效的初衷。

具体来讲，就前列腺增生而言，部分患者出现尿频、排尿不畅、排尿困难、尿不净等症状后能够及时就诊，从而得到及时治疗；而部分患者认为上述症状是年龄增大后的自然现象，未引起足够的重视，或者因为其他原因未能及时就诊，从而未能得到及时治疗。就前列腺癌而言，我国相当一部分患者是出现排尿困难、排尿不适、骨痛等晚期症状之后才就医发现。其原因是由于早期前列腺癌无明显症状，患者本人又未进行及时必要的体检，从而延误了诊断和治疗。据调查，美国 75％的前列腺癌患者仅有 PSA 的异常，91％的患者病变局限。20 世纪 90 年代以来，美国前列腺癌患者的 5 年生存率在 90％以上。我国前列腺癌患者就诊时将近 30％为中晚期，另有 30％为晚期，远期疗效和预后不佳。因此，我国前列腺患者的死亡率与发病率的比值高于西方国家。

通过前文分析我们可以清晰地看到，同样一种疾病，分期不同，其治疗方法和效果是完全不同的。疾病早期，痛苦小、治疗易、风险低、疗程短、花费少、效果好；反之，疾病晚期，痛苦大、治疗难、风险高、疗程长、花费多、效果差。"三早"原则就是实现疾病的早发现、早诊断、早治疗。对于前列腺炎患者来说，可以在疾病早期消除病原体，防止感染进一步加重，改善患者症状，很大程度上能提高生活质量。同样，前列腺增生患者的早期诊治可避免前列腺增生继发的尿路感染、尿潴留、膀胱功能障碍、上尿路积水、肾功能不全（尿毒症）等，尽快改善症状，提高疗效。前列腺癌患者的早期诊治与患者的总体预后有很大关系，早发现早诊断可争取到行根治性手术等局部治疗的机会，大大提高患者的生活质量和总体生存率。

因此，当出现尿频、尿急、尿痛、血尿、排尿不畅、排尿困难、尿不净等症状时，应该及时到正规医院就诊，进行必要的检查，以确定是否存在相关疾病。对于年龄在 50 岁以上没有上述症状者，应该至少每年进行一次包括 PSA、泌尿系统 B 超、尿常规、血生化以及必要的专科查体等在内的健康体检；对于有前列腺癌家族史的男性患者，应该从 45 岁开始定期检查。总之，请切记一句话：有症状，及时就诊；无症状，定时体检。

第八章 别管小不小，请您对它好

——前列腺健康知识

一、饮食习惯

1. 危险因素

（1）高脂肪饮食是前列腺癌公认的危险因素，其中红色肉类危险性最大。

（2）胡萝卜素可能增加前列腺癌的易患危险性。

（3）烟草、咖啡、酒精、辛辣刺激食物等可能是前列腺疾病的另一类重要危险因素。

2. 保护因素

（1）维生素 C、维生素 D、维生素 E 等为保护因子，可多摄入。

（2）番茄中含有的番茄红素是很强的抗氧化剂，是前列腺癌潜在的保护因素。

（3）在前列腺癌低发的亚洲地区，绿茶的饮用量相对较高，绿茶中可能含有前列腺癌的预防因子。

（4）微量元素锌被认为是前列腺的保护因子，可以增强前列腺的抗感染能力，应该多摄入。比如海产品、瘦肉、粗粮、豆类植物、白瓜子、花生仁、南瓜子、芝麻等都含有大量的锌。

（5）日常生活可多摄入粗粮、坚果、植物油、新鲜蔬菜和水果等。

二、生活习惯

（1）平时应多饮水，合理排尿。人在正常饮食情况下的排尿次数为白天 6～8 次，夜间 0～1 次，每次尿量大约 400 mL（相当于正常的膀胱容量），过多过少都不是很好。排尿次数过多（尿频）会影响生活质量，过少（有憋尿习惯者）可导致尿路感染、膀胱功能障碍等。

尿频及夜尿增多是前列腺增生最早出现的症状，严重影响患者的生活质量，但很多患者反映术后尿频改善不明显，与之相伴的是仍然感觉排尿无力。这种现象也非常容易理解：前文已述，排尿的动力来源于膀胱，尿频导致单次尿量减少，此时膀胱尚未完全充盈，排尿当然感觉无力。就像"开弓放箭"一样，弓拉满了才有力量，箭才能射远；倘若弓弦刚拉开一点儿，力量肯定不大，箭也就不可能射远。因此，只有适度充盈膀胱，排尿才有力量。非尿路感染情况下，尿频的主要原因有三：①老年人夜间抗利尿激素分泌减少；②术后创面刺激；③术前已长期养成尿频习惯（部分伴有精神心理因素）。因此，在排除感染等因素之后，应合理训练"憋尿"。很多患者抱怨"憋不住"，原因是急于求成，方法不当，目标定得过高。应该循序渐进，比如目前尿频严重，每次只能憋 30 分钟，若想一次憋到 2 小时恐怕很难，可以目标定为每次憋 35 分钟，这样比较容易做到，一周后目标定为每次憋 40 分钟，再一周后目标定为每次憋 45 分钟，如此稳步增长，定会摆脱尿频困扰。

还有些朋友与之相反，喜欢刻意憋尿，这种做法也不可取。因为长期刻意憋尿，相当于慢性尿潴留，膀胱处于持续充盈状态，久而久之，不但会引发尿路感染，还可能影响膀胱收缩能力，造成膀胱功能障碍，导致排尿困难。就像"开弓放箭"一样，弓拉开后应该尽快将箭射出，弓弦才能继续保持良好的张力。倘若弓拉开后迟迟不肯放箭，或弓拉得过满，久而久之，则弓弦就会丧失弹力，箭也难以射出。因此，成人每次尿量掌握在 400 mL 左右最为合理。

（2）日常生活中应避免久坐，少骑车，减少对前列腺的压迫。

（3）平时应注意保暖。受凉可引起尿道内压升高，导致尿液排出受阻，进而刺激前列腺，引起前列腺充血，导致前列腺炎及尿潴留的发生。

（4）保持规律的性生活。性生活有利于预防前列腺疾病，但是既不能过度纵欲，也不能过度禁欲。性生活过于频繁会使前列腺长期处于充血状态，易引起炎症和增生；禁欲则不利于前列腺液的排空，可引起胀疼不适，同样对前列腺不利。那么，何为"规律的性生活"？经常有朋友问："性生活应该多长时间一次？"这个问题应该因人而异，因年龄而异，因当时的身体状况而异。总体来讲，如果性生活之后感到身心愉悦，则说明对其安排是合理的；反之，如果性生活之后感到身心疲惫，则说明对其安排不够合理。

（5）放松心情有利于盆底肌肉的松弛，从而减少对前列腺的压迫刺激，可预防前列腺疾病的发生。

（6）经常按摩、按压小腹也有利于尿液的排出。

（7）大多数中老年人常常遭受便秘的困扰，保持大便通畅也是预防前列腺疾病的重要措施。

（8）阳光暴露与前列腺癌发病率呈负相关。阳光可增加活性维生素D的含量，因此可能成为前列腺癌的保护因子。

至此，本书内容已接近尾声。需要提醒广大读者和患者朋友的是，疾病的诊断、治疗、随访等是一个非常专业和复杂的过程，特别是前列腺癌，需要专业的泌尿外科医生根据每位患者朋友的具体情况制订个体化治疗和随访方案。换句话说，同一种疾病，长在不同人身上，其治疗和随访方案可能是完全不同的，大家切不可随意、自行制订或调整方案，也不要通过互联网等途径下载和借鉴别人的方案。所有报刊、书籍、网络、宣传材料等相关内容在一定程度上可以为您提供帮助，但绝对不可能完全代替您找医生当面就诊。因此，我们应该合理、恰当地应用相关资料，让它成为您健康的好帮手，而不是过分地依赖和依靠它。当您面临困惑的时候，最明智的选择是"看医生"，请规范、专业的泌尿外科医生协助解决，而不是查书或上网。

　　我们相信，随着"健康中国"发展战略的不断推进，随着医学科学的不断发展、治疗理念的不断更新、技术水平的不断提高和诊疗流程的不断完善，通过广大医护人员的不懈努力，越来越多的朋友会成为医学发展和医疗成果的受益者！

　　最后，让我们重温我们团队的誓言：

健康中国健康行，

康健讲堂康建中。

在讲在做在努力，

线上有情腺上情！

后　记

　　早就有写一本前列腺方面科普书籍的想法,现在这个愿望终于实现了! 此举目的不光是前文所说作为"健康在线(腺)"公益活动立体推进的一部分,帮助广大读者和患者朋友了解前列腺相关知识,做到疾病的早发现、早诊断、早治疗,并做好前列腺的相关保健工作,同时也是为了给目前在就诊就治过程中已经面临相关问题的患者朋友们答疑解惑,释其心中阴霾,从而能更加轻松、从容地配合治疗。为此,笔者特填新词一首,以示祝贺。

卜算子·咏书

风夜苦耕读,

今朝捧书笑。

一片丹心半生情,

倾注在精要。

> 健康在线强，
>
> 健康在腺妙。
>
> 初心大梦飞满天，
>
> 健康再现到！

　　笔者着重从事前列腺相关疾病的临床诊断、治疗、研究及预防工作多年，积累了一定的经验，现在又能以科普书籍的方式为更多的朋友提供帮助，想来甚是欣慰！借此机会，衷心感谢山东省立医院各位领导和老师对我的培养和教育，感谢各位同事和朋友对我的鼓励和帮助，感谢我的科室、我的团队的每一位成员对我工作的支持和配合，感谢各界人士对我的关心和爱戴，感谢各位家人、各位亲友对我的理解和包容！特别感谢我的博士生导师，山东省立医院大外科主任、泌尿外科主任吕家驹教授以及我的授业恩师，山东省立医院原泌尿微创中心主任金讯波教授对我多年的指导和栽培，并在百忙之中亲自为本书作序。感谢团队成员张海洋博士、李连军博士、索宁博士以及我的研究生赖斌医生、严海晨医生在本书写作过程中给予的建议和协助，感谢广大读者朋友对本书的关注和青睐！

　　最后，衷心祝愿本书能够为更多的读者提供帮助，衷心祝愿各位朋友健安顺乐！

　　　　　　　　　　　　　　　　　　　　　　　　　　赵　勇

　　　　　　　　　　　　　　　　　　　　　2019 年 3 月 14 日于济南

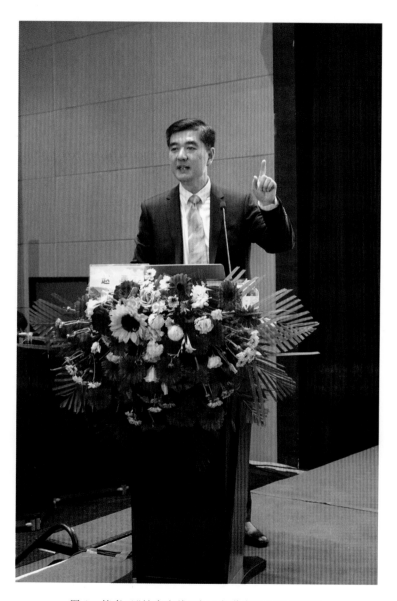

图 1　笔者于"健康在线（腺）"大讲堂进行现场讲座

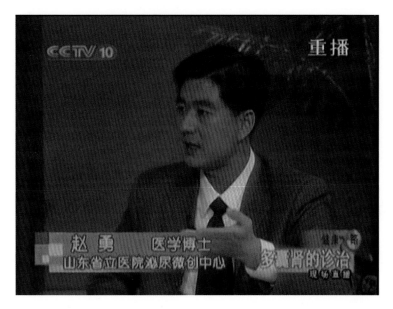

图 2　2004 年笔者作为主讲嘉宾参加中央电视台《健康之路》现场直播电视截图

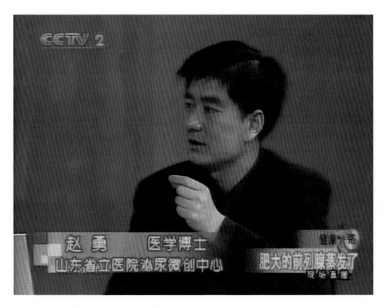

图 3　2005 年笔者作为主讲嘉宾参加中央电视台《健康之路》现场直播电视截图

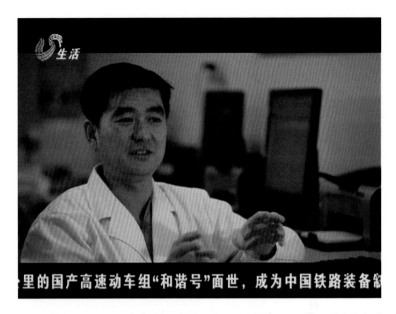

图 4　笔者当选"十佳"青年医师后接受山东卫视《龙视天下》栏目采访电视截图

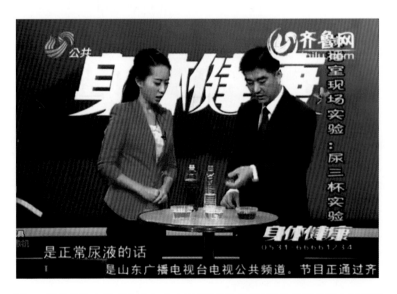

图 5　笔者作为主讲嘉宾参加山东卫视《身体健康》栏目现场直播电视截图